LE SEXE N'EST PAS UN JURON. ON NE PEUT PAS EN DIRE AUTANT DES RELATIONS.

PAR
GARY M. DOUGLAS &
DR DAIN C. HEER

ISBN : 978-1-63493-383-4

Couverture : Kiu Imandel. Composition : Stephen Outram
Version française révisée par : Katioucha Zakhanevitch

TABLE DES MATIÈRES

INTRODUCTION

Ce livre sur le sexe et les relations est une invitation à une plus grande conscience et de plus grandes possibilités, et propose un regard neuf sur la façon de créer vos relations. Nous espérons que les choses que nous avons écrites vont vous époustoufler, vous pousser dans un lieu de questionnement qui vous fera dire : « Foutaises que tout cela ! Comment pouvez-vous dire cela ? »

Tout dans ce livre est fait pour vous apprendre à porter sur vous-même et votre relation un regard différent qui vous permettra une possibilité différente et un choix différent.

Certaines des choses dont nous parlons viendront contredire toutes vos idées sur la façon dont les choses devraient être. Nous allons sans doute remettre en question ce qui vous a été dit dans tous les séminaires que vous avez déjà suivis sur le sexe et les relations ; tout ce que vous avez lu sur le sujet et tout ce que vous ont dit les prétendus experts. Mais si toutes ces choses marchaient vraiment, n'auriez-vous pas déjà été libre, expansif et joyeux dans vos relations depuis longtemps ? Peut-être qu'apprendre à remettre en question ce qui ne fonctionne pas pourrait ouvrir la voie à trouver quelque chose qui marche vraiment. Après tout, si ce que vous avez appris fonctionnait, n'auriez-vous pas d'incroyables résultats maintenant ?

Conventionnellement, réussir ses relations signifie souvent que vous vous mariez, avez des enfants et faites durer ce mariage « jusqu'à ce que la mort vous sépare. » Nous avons point de vue différent. Nous croyons que ce qui compte le plus pour réussir ses relations, c'est d'avoir une véritable intimité avec soi-même. Si vous avez cela, vous pouvez être seul, être heureux et ne pas vous juger d'être une vieille fille, un vieux garçon bizarre ou un mec gay. Vous pouvez être seul et y prendre plaisir, ce qui est vraiment là où tout le monde devrait être. Combien de personnes connaissez-vous qui ont cela ? Notre point de vue est que vous ne pouvez créer de bonnes relations avec les autres que lorsque vous avez une véritable intimité avec vous-même.

Nous abordons dans ce livre les cinq éléments qui créent une grande intimité et proposons de nombreux autres points de vue sur le sexe et la nature des relations. Nous espérons que vous utiliserez ces informations pour créer des relations extraordinaires, pleines de ressort, de verve, de vitalité et de sexe comme jamais vous ne l'avez vécu jusqu'à présent !

Pour commencer, voici quelques questions à considérer :

- Quelles sont les questions que vous devez poser pour créer la relation que vous voulez ?
- Que faudrait-il pour qu'une relation fonctionne pour vous — et personne d'autre ?
- Que faudrait-il pour vous sentir expansif dans votre relation ?
- Que faudrait-il pour que vous puissiez percevoir les possibilités plutôt que les limitations ?
- Que faudrait-il pour que vous arrêtiez de vous juger, vous-même et votre partenaire et pour reconnaître que vous avez un choix différent ?

EST-CE VRAIMENT UNE RELATION QUE VOUS VOULEZ ?

Est-ce vraiment une relation que vous voulez ? Personnellement, cela ne m'intéresse pas. Ce qui m'intéresse, c'est la conscience et la communion. La communion, ce n'est pas l'ostie ou le vin que vous prenez le dimanche ; c'est la conscience de toutes choses et c'est l'unité que nous sommes tous. Pour moi, la communion, c'est être en communion avec toute chose, mais surtout… être en communion avec soi-même et son propre corps. Vous ne pouvez pas avoir de relations avec les autres tant que vous n'êtes pas en communion avec vous-même et pour être en communion, vous devez être conscient.

La conscience inclut-elle la sexualness ?

La conscience et la spiritualité ne s'excluent pas mutuellement, pas plus qu'elles ne sont synonymes. Beaucoup de gens font dans la spiritualité, mais ils l'abordent avec le point de vue, « J'ai raison et vous avez tort. » Lorsque cela se produit, la spiritualité devient une nouvelle forme de religion et cela crée de la séparation plutôt que de la communion. La difficulté avec la plupart des activités spirituelles, c'est qu'elles portent un sacré paquet de jugements. La conscience, contrairement à ce type de spiritualité, inclut tout et ne juge rien.

La conscience inclut-elle la spiritualité ? Inclut-elle la sexualness ? Oui. Le problème avec le jugement, c'est que chaque jugement que vous portez vous empêche de recevoir tout ce qui ne correspond pas à ce jugement. Par exemple, si vous décidez que votre partenaire est le partenaire idéal, alors vous serez peu enclin à voir quand il fait quelque chose contre vous. Dès l'instant où vous jugez votre partenaire comme étant parfait, vous cesser de percevoir.

Voyez-vous comment cela fonctionne ? Quand vous décidez que l'autre est parfait, vous ne pouvez plus rien voir d'autre. Vous ne pouvez ni percevoir ni recevoir aucune autre information. Vous ne verrez pas où il ne contribue pas à rendre votre vie plus expansive. Vous ne verrez pas quand il fait quelque chose contre vous. Vous cessez d'être présent dans votre relation comme l'être infini omniscient que vous êtes vraiment et vous commencez à vous éliminer dans la relation.

Si vous ressentez une limitation ou une difficulté dans votre vie autour du sexe, des relations ou toute autre chose, c'est qu'il y a quelque chose que vous n'êtes pas disposé à percevoir. En fait, si quelque chose dans votre vie ne fonctionne pas, c'est parce que vous n'êtes pas disposé à percevoir, à savoir, à être ou à recevoir quelque chose. C'est ainsi que nos relations deviennent limitées et malheureuses. En fait, c'est le seul moyen par lequel notre réalité devient limitée.

Quand vous allez en forêt et que vous n'avez aucun jugement sur rien, votre esprit est calme. Tout est paisible. Il y a un sentiment de beauté. Vous êtes en connexion totale avec tout. Cet espace que vous ressentez dans la nature, c'est la communion que vous avez avec toutes choses, c'est-à-dire la conscience et l'unité.

Nous sommes tout. Il n'y a rien que nous n'ayons pas déjà été ou fait dans une vie ou une autre. Si nous pouvions revendiquer notre prétendu côté obscur aussi facilement que nous pouvons revendiquer notre prétendu côté lumineux, alors nous ne passerions pas notre temps à essayer de juger ce qui est bien ou mal en nous et nous irions dans un espace d'unité et de conscience.

Ce que nous recherchons, c'est comment parvenir à l'unité dans le sexe, les relations et la copulation. Si vous pouvez le faire sans jugement alors vous avez la liberté, mais tant que vous avez du jugement, vous n'avez aucune liberté. Quand vous vous réprimez par le jugement que vous êtes mauvais ou autre chose, vous créez une limitation qui finit par vous enfermer en dehors de vous.

J'ai un ami qui a suivi un cours de psychologie où le professeur avait dit aux étudiants que quatre-vingt-dix pour cent de la population préférerait avoir une mauvaise relation que pas de relation du tout. Plutôt que d'être seul et s'amuser tout seul, la plupart des gens préfèrent avoir un partenaire avec qui ils sont malheureux, parce que cela veut dire qu'ils ont quelqu'un.

Est-ce suffisant pour vous ? Si c'est le cas, jetez ce livre.

Par contre, si vous voulez avoir quelque chose de plus grandiose dans votre vie que la mascarade que la plupart des gens considèrent comme une relation, alors vous devez commencer à développer une attitude plus consciente envers vous-même et votre corps ; envers le sexe et la communion avec les autres. Comme je l'ai dit au début, « Ce que nous recherchons ce n'est pas des relations, mais la communion, la conscience et l'unité. » Si cela vous semble intéressant, poursuivez votre lecture.

HUMAIN OU HUMANOÏDE, LEQUEL ÊTES-VOUS ?

L'une des choses les plus inattendues que nous ayons découvertes avec Access est la conscience qu'il semble y avoir deux espèces d'êtres sur la planète Terre, les humains et les humanoïdes.

Les humains vivent dans le jugement de tout le monde, pensant que la vie est comme elle est, que rien ne va jamais, et ils ne prennent même pas la peine de songer à une autre possibilité.

Les humanoïdes par contre recherchent toujours le moyen d'améliorer les choses. Si vous inventez des choses, si vous êtes toujours en recherche et si vous cherchez toujours le moyen de créer mieux et plus grand, alors vous êtes humanoïde, pas humain. Les humanoïdes sont ceux qui créent le changement. Ils créent les inventions, la musique et la poésie. Ils créent toutes les choses qui proviennent d'une frustration face au statu quo.

Les humanoïdes se jugent

L'une des choses les plus importantes à savoir sur les humanoïdes, c'est qu'ils sont dans le jugement d'eux-mêmes. Ils pensent que quelque chose cloche chez eux, parce qu'ils ils ne sont pas comme tout le monde. Ils se demandent « Qu'est-ce qui ne va pas chez moi qui fait je ne parviens pas faire les choses comme il faut ? » Ils se demandent pourquoi ils ne peuvent pas avoir ce que tous les autres ont et faire ce que tout le monde fait. Quand quelqu'un leur ment ou leur fait du mal, ils retournent les choses pour voir ce qu'ils ont fait de travers. Ils se donnent tort et donnent raison à l'autre.

Un ami humanoïde avait une relation avec une femme depuis longtemps et un jour je lui ai dit : « Elle te trompe. Je le sais. Elle te ment. »

Il m'a dit, « Non, ce n'est pas vrai. Elle ne ferait pas ça. C'est ma meilleure amie. »

Je lui ai demandé, « Peux-tu la confronter avec cette situation ? »

Alors, il l'a appelée, lui a parlé de ce que j'avais dit et elle s'est vraiment mise en colère contre lui. Sa réaction à lui a été de se juger effroyablement de lui en avoir parlé.

Et combien de semaines a-t-il fallu avant qu'il découvre que c'était vrai ?

Six semaines plus tard, il a découvert qu'elle le trompait. Ce qui était encore pire, c'est qu'il avait nié son savoir. Il a dit, « C'était comme si un camion m'avait renversé, puis fait marche arrière et avait roulé sur moi à nouveau. »

C'est tout ce qu'il y a

Je parlais à mon beau-père, qui était absolument humain, après une crise cardiaque. Je lui ai dit : « Papa. Comment c'était pour toi d'avoir cette crise cardiaque ? » Personne ne lui avait posé cette question.

Il a dit : « Eh bien, je me souviens d'avoir eu la crise cardiaque et d'être en dehors de mon corps à regarder… » Le volume de sa voix a diminué, puis il s'est repris. « Eh bien, j'ai eu la crise cardiaque, puis je les ai vus mettre les électrodes sur ma poitrine… » Encore une fois, il s'est arrêté à mi-phrase, a attendu un moment, puis a repris. « Eh bien », dit-il enfin, « J'ai eu la crise cardiaque et puis ils ont mis les électrodes sur ma poitrine et ils m'ont délivré les chocs. »

Il ne pouvait pas avoir de réalité dans laquelle il était hors de son corps à regarder ces choses se produire. C'était un excellent exemple de ce qui arrive aux gens quand ils ne peuvent pas avoir ce qui ne correspond pas à leurs jugements de la réalité. Sa réalité était qu'on est dans un corps et que c'est tout ce qu'il y a. Un humain ne peut jamais avoir quelque chose qui ne correspond pas au point de vue « c'est tout ce qu'il y a ». Les humains sont ceux qui ne croient pas en la réincarnation. Ils ne croient pas qu'il y ait d'autres possibilités. Ils ne croient pas aux miracles. Les médecins et les avocats et les chefs indiens créent tout. Les humains ne créent rien. Ils sont capables de faire le même travail encore et encore, et parfois très bien et très efficacement, mais ils ne feront jamais les choses différemment.

Quarante-sept pour cent de la population est humanoïde et ce sont les créateurs de tout ce qui change dans cette réalité. Cinquante-deux pour cent sont humains. Et le pour cent final ? Je vous en parlerai un jour !

Les humains s'accrochent aux choses telles qu'elles sont et ne veulent jamais que rien ne change. Avez-vous déjà été chez quelqu'un où on n'a pas changé les meubles depuis 30 ans ? Des humains.

Les humains vivent dans le même quartier jusqu'à ce que le quartier dégénère et plutôt que de déménager, ils mettent des barreaux à leurs fenêtres pour empêcher les bandits de rentrer. Et qui regarde de derrière les barreaux ? Excusez-moi, vous venez de faire de vous des détenus ! Les humains sont les entrepreneurs qui arrachent toute la végétation pour pouvoir rénover une maison. Ils tuent tout dans le but de créer. « C'est comme ça », disent-ils. « Nous allons tout tuer et tout ira bien. » Les humains sont dans le jugement des autres parce que tout dans leur vie est basé sur le jugement, les décisions, la force et l'effort. C'est le seul endroit à partir duquel ils créent.

Pensez à quelqu'un que vous connaissez qui est humain et percevez sa conscience. Maintenant, percevez la conscience d'un rocher. Laquelle est la plus légère ? Celle du rocher ? Très bien. Il y a plus de conscience dans le rocher. Alors, pour quelle raison passons-nous du temps avec les humains ? Nous avons tous des amis et de la famille humains, mais ils sont dans le jugement de nous et nous disent combien nous avons tort pour tout ce que nous faisons.

Les humains, les humanoïdes, le sexe et les relations

Le point de vue humain, c'est que le sexe sert à procréer, qu'on est censé avoir deux enfants et qu'après, on est censé arrêter d'avoir des relations sexuelles. Le point de vue humanoïde, c'est que le sexe, c'est pour le plaisir. Donc, si vous êtes humanoïde, vous voulez des relations sexuelles pour le plaisir, sauf que si vous faites cela et que vous passez un bon moment, vous pourriez vous juger d'être en tort.

C'est clair, si vous êtes humanoïde, vous avez besoin d'un partenaire humanoïde. Mais l'une des plus grandes difficultés à créer des relations expansives, c'est que les humanoïdes sont attirés par les humains. Vous ne voulez pas choisir un partenaire humain, mais vous vous y sentez poussé. Si vous le faites, il vivra dans le jugement de vous. Il vous dira combien vous avez tort à propos de tout ce que vous faites. Si vous vous jugez et si l'autre vous juge, alors, il vous sera difficile d'être qui vous êtes vraiment dans la relation. Tous les jugements vous amènent à commencer à divorcer de vous-même, de sorte que vous ne pouvez pas vraiment être dans la relation.

Les humanoïdes se demandent toujours pourquoi ils ne peuvent pas se contenter des choses comme elles sont et pourquoi ils ne parviennent pas à avoir des relations monogames avec aisance. S'ils trompent leur partenaire, ils s'accablent d'une tonne de jugements, tandis qu'un humain vous trompera et dira : « C'est toi qui m'y as poussé. »

Eh bien, si tu t'achetais simplement une télé…

Les humanoïdes sont grandement soulagés d'apprendre que nous sommes toujours jugés et que ne rentrons jamais dans le cadre. Nous

nous y efforçons avec vigueur sans parvenir à nous faire entrer dans le moule humain. Tout le monde dans notre famille nous dit : « Eh bien, si tu t'achetais tout simplement une télé, une nouvelle voiture et un job normal, alors tout irait bien. »

L'idée d'évoquer ce concept humain/humanoïde n'a pas pour but d'être dans le jugement des humains. Il s'agit de prendre conscience de la façon dont nous, humanoïdes, nous jugeons nous-mêmes.

Nous observons les humains et disons, « Comment ça se fait que je ne puisse pas être comme eux ? Ils ont la vie si facile. »

Pour eux la vie est simple parce qu'ils ont tout classé.

Les humanoïdes se demandent toujours, « Qu'est-ce qui ne va pas chez moi, que je ne peux pas être comme cette personne ? Qu'est-ce qui ne va pas chez moi, que je ne peux pas me contenter de moins ? Qu'est-ce qui cloche chez moi ? » Ils atteignent des sommets impressionnants de jugement de soi.

Tous les jugements que vous avez mis en face de vous pour le fait d'être humanoïde, pouvons-nous détruire et décréer ceux-ci, s'il vous plaît ?

L'INCORPORATION. QU'EST-CE QUE C'EST ?

La plupart des enseignements spirituels, des églises et des religions disent que votre corps est une chose mauvaise. Leurs enseignements parlent des péchés de la chair et considèrent l'incarnation comme un état de fait négatif. Mais si avoir un corps était une mauvaise chose, pourquoi revenez-vous encore et encore ? Vous avez un choix illimité dans l'univers et si vous revenez encore, vous devez le faire pour une raison.

Il doit y avoir quelque chose de grandiose à être incarné, ou plutôt incorporé, que nous n'avons pas encore reconnu, et c'est pourquoi nous continuons de le faire encore et encore, comme si nous pensions que nous allions créer quelque chose de différent. Tant que vous ne voyez pas l'incorporation comme une expression joyeuse de vous, l'être infini, et tant que vous ne pouvez pas embrasser la grandeur de ce qu'est l'incorporation, vous ne pourrez pas vous libérer de revenir encore et encore.

Observez les chats. Les chats aiment leur corps. Ils font des sauts périlleux par exubérance et courent pour le plaisir de courir. Quand ils mangent, ils mangent avec appétit. Ils ne mangent pas par obligation ou parce que c'est une occasion de discuter avec quelqu'un. Ils ne s'arrêteront pas pour parler avec vous au milieu de leur dîner. Les chats sont en totale communion avec leur corps. Il n'y a pas de sentiment de séparation entre eux et leurs corps. Quand ils avancent, ils utilisent chaque muscle. Il en va ainsi pour les animaux. Mais quand nous marchons, utilisons-nous chaque muscle de notre corps ou marchons-nous comme la plupart des gens, à partir des genoux, comme de petits jouets à remonter ? Comment pensez-vous que ce serait si nous n'avions pas de sentiment de séparation d'avec notre corps ?

Un ami m'a dit qu'il n'était pas très athlétique et qu'il ne faisait aucun sport, mais je l'ai observé courir. Quand il revient d'avoir couru, ses bras font deux fois la taille qu'ils avaient quand il est parti, mais pas en faisant des pompes ou en développant ces muscles en particulier. C'est parce que son corps aime bouger. Quand il court, il ne court pas dans une posture rigide, articulée, du genre « Je fais du jogging pour ma santé », mais dans la joie pure du mouvement. Son corps entier se déplace quand il court. Pour lui, la vie est exubérante quand il a le plaisir de bouger son corps. Malheureusement, la plupart d'entre nous ne connaissent jamais la joie dans le mouvement de leur corps. Nous poussons notre corps à l'exercice ou nous le forçons à aller à la salle de sport. Nous ne lui demandons jamais ce qu'il veut manger ou ce qui lui ferait se sentir bien.

J'ai un autre ami qui peut avoir des rapports sexuels pendant toute la nuit et travailler toute la journée ; avoir des rapports sexuels la nuit suivante, toute la nuit, et travailler le lendemain avec peut-être quatre heures de sommeil tout ce temps. Il ne perd jamais d'énergie. Son corps est une joie pour lui. Il est l'une des rares personnes que j'aie jamais rencontrée qui prend tant de plaisir avec son corps. La plupart des gens qui ont des rapports sexuels pendant toute la nuit sont fatigués le lendemain et veulent dormir. Pas lui. Il est d'autant plus enthousiaste et prêt à faire plus. Si nous pouvions voir ceci comme une réelle possibilité, alors que pourrions-nous créer avec notre corps ?

J'ai travaillé avec une dame qui est venue me voir pour ses problèmes de poids. Je lui ai dit, « Parlez à votre corps de ce qui lui fait du bien et faites quelque chose qui soit nourricier pour votre corps chaque jour. »

Elle se souvient que lorsqu'elle était enfant sa mère la talquait tous les soirs après son bain. Elle est allée acheter du talc parfumé et a commencé à poudrer avec diligence son corps tous les soirs. Son corps avait une sensation toute douce et agréable. Son corps se sentait nourri, soigné et honoré, et elle a perdu 25 kilos en six semaines.

Je veux vous encourager à découvrir la grandeur de l'incorporation. C'est une question de l'honorer et d'en prendre soin, et de reconnaître qu'il veut vous servir. Il veut vous rendre la vie agréable.

Le point de vue n'est pas que « vous êtes responsable de votre corps et que vous devez donc le malmener. » Non, votre corps va faire tout ce que vous voulez. Tout ce que vous avez à faire est de demander. Mais si vous le regardez dans le miroir et jugez la façon dont il est gras et laid, et comment il est affaissé, c'est ce que vous obtiendrez encore plus. Si vous vous tenez devant le miroir et câlinez votre corps et lui dites combien il est cool, c'est incroyable ce qu'il va vous suggérer. Nous devrions être ici avec ce corps, mais la plupart d'entre nous ne demandent même pas à leur corps ce qu'il voudrait.

Et si nous pouvions débloquer tout ce qui nous empêche d'avoir la joie de l'incorporation ? Et si nous pouvions être en communion avec notre corps, réellement aimer notre corps et y prendre plaisir ? Et si nous pouvions avoir la pleine exubérance de notre corps et être disposés à en ressentir chaque partie ? Et si nous pouvions vivre notre vie comme la qualité orgasmique que la vie peut être ? Alors peut-être qu'une réalité différente pourrait se présenter ici sur la planète Terre.

QU'EST CE QUI DÉFINIT LE SEXE ?

Les cinq éléments du sexe sont : la sensualité, le sexe, la copulation, la sexualness et la sexualité.

La sensualité

La sensualité est liée à ce que le corps aime. C'est la sensation d'être caressé. C'est la sensation du soleil sur votre peau ou de se glisser dans un lit douillet. C'est l'odeur de votre fleur préférée ou la sensation d'être tenu délicatement par une personne qui prend soin de nous.

Le sexe

Le sexe, c'est quand vous vous sentez formidablement bien et vous êtes superbe. Vous marchez la tête haute en vous pavanant et tout le monde le sait.

La copulation

La copulation, c'est quand vous assemblez les corps.

La sexualness

La sexualness, c'est l'énergie créatrice de la vie sur la planète Terre.

Elle existe en tout. La sexualness, c'est le recevoir sur cette planète. C'est la façon dont nous sommes en communion avec toute chose. Nous recevons de tout, de partout, sans jugement. C'est toute l'idée.

La sexualité

Avec la sexualité, par contre, il y a toujours un jugement, parce que la sexualité vous renvoie à une norme, qui devient alors une source de division et de séparation. Avec la sexualité, vous avez des jugements et des méthodes pour vous détruire, vous, votre vie et votre réalité.

Par exemple, je veux pouvoir apprécier la sexualness de mon ami homme, ainsi que celle d'une femme, d'un chat ou d'un arbre. Mais avec la sexualité, au lieu d'embrasser la sexualness en chacun, nous pensons, « C'est malséant pour moi de voir l'énergie sexuelle chez ma fille, car cela voudrait dire que j'ai mauvaises pensées. » Non ! Vous feriez bien d'être capable de voir ce que votre fille va faire, sinon elle le fera alors que ce n'est pas le meilleur moment. Vous feriez bien d'être disposé à reconnaître ce qui se passe. Vous devez être en mesure de voir le cadeau que chaque personne est plutôt que de porter des jugements sur la sexualité.

J'ai travaillé un jour avec un homme qui avait un magasin de vêtements dans le quartier gay de la ville. Il avait des difficultés avec son commerce et il m'avait demandé de l'aider à voir ce qui était le problème. Nous avons tout examiné et tout semblait très bien, puis je l'ai interrogé sur ses clients. Il a dit : « Eh bien, ils sont la plupart du temps assez sympa, mais je déteste quand ces gens-là entrent. »

J'ai demandé, « Qui sont 'ces gens-là' ? »

Il a dit : « Tu sais, ces gars gay efféminés. »

J'ai demandé : « Pourquoi détestes-tu quand ils entrent ? »

Il a dit : « Parce qu'ils me draguent. »

Je lui ai dit, « Bon alors, quand tu es en public, ne flirtes-tu pas avec les femmes ? »

Il a dit : « Pas quand ma femme est dans les parages. »

J'ai dit : « D'accord, mais tu flirtes quand même. N'est-ce pas ? Est-ce que ça veut dire que tu prévois de coucher avec elles ? »

Il a dit, « Eh bien, non. Je ne tromperais jamais ma femme. »

J'ai dit : « Ces gars-là flirtent avec toi, mais tu n'es pas prêt à recevoir leur énergie. Si tu ne peux pas recevoir leur énergie, alors tu ne peux pas recevoir leur argent. Tu les chasses énergétiquement de ton magasin. Tu dois être prêt à recevoir leur énergie et à la leur renvoyer. Tu dois apprendre à flirter avec eux. Cela ne signifie pas que tu doives coucher avec eux ! Ce n'est pas ce que je dis. »

Les gens mésidentifient la sexualness et pensent que cela signifie la copulation. Eh bien, je ne copule pas avec les chats, mais je reçois leur sexualness. C'est important de le reconnaître, parce que vous pouvez avoir la sexualness de quelqu'un, cela ne veut pas dire que vous deviez coucher avec.

Lorsque vous êtes en unité avec toute chose, vous êtes la sexualness totale et il n'y a pas de jugement. Vous êtes prêt à recevoir tout sur la planète. Mais dès que vous dites, « Je suis ceci. » Vous créez une limitation.

Quand vous partez dans la sexualité et vous dites, « Je suis un homme hétéro. » Vous ne pouvez pas recevoir l'énergie venant des hommes homosexuels et vous vous coupez de votre capacité à recevoir de tout le reste. Voilà ! Vous ne recevrez pas l'énergie venant des plantes, vous ne recevrez pas d'énergie venant des animaux et, surtout, vous ne serez pas disposé à recevoir l'énergie de personnes du même sexe.

Pensez-y un instant. Si vous êtes un homme et que vous n'êtes pas prêt à avoir la sexualness d'un autre homme alors comment pouvez-vous avoir tout ce que vous êtes ? Quand nous refusons de recevoir l'énergie ou la sexualness de personnes du même sexe, nous refusons d'avoir notre propre sexualness aussi.

Si vous dites « Je suis un homme hétéro », et vous commencez à juger les femmes qui sont lesbiennes parce qu'elles pourraient draguer votre petite amie, vous essayez de diviser le monde et de faire disparaître les lesbiennes de votre vie pour qu'elles ne flirtent pas avec votre petite amie. Vous essayez de limiter ce que vous permettez à votre petite amie de recevoir et ce que vous vous autorisez à recevoir et vous commencez à vous diviser en des formes de séparation appelées sexualité.

Si vous vivez à partir d'un espace de sexualness et de non-jugement, alors vous êtes libre et vous pouvez recevoir la totalité du monde. Vous pouvez avoir tout ce que vous avez toujours voulu. C'est ce que nous visons ici, que vous revendiquiez et possédiez la totalité de votre sexualness et que vous la viviez au lieu d'y penser comme si c'était quelque chose d'extérieur à vous, quelque chose que vous avez fait dans le passé, quelque chose que vous devez contrôler ou quelque chose que vous aimeriez faire à l'avenir. Vous l'avez en ce moment. Tout est là.

EST-CE QUE LE SEXE A DU SENS ?

Certaines personnes pensent que le sexe doit avoir du sens. Il en a. Ça s'appelle le plaisir. Le sexe est une expression joyeuse de la vie, mais lorsque vous essayez de le rendre significatif, vous allez dans un jugement et dès que vous entrez dans un jugement, vous limitez ce que vous pouvez vivre. Dès que vous commencez à juger, vous cessez d'être présents.

À quoi ressemblent les jugements ? « Est-elle *la* femme pour moi ? » « Je me demande comment ce serait d'avoir des enfants avec lui. » « Elle a un excellent travail. « Elle serait une merveilleuse relation. »

Dès que vous commencez à créer du sens et des jugements sur ce que l'autre sera pour vous ou sur la signification du sexe, alors vous n'êtes plus présent. Le jugement tue toutes les possibilités. C'est le coup de grâce.

La copulation devrait être une expression joyeuse de la vie et quand on la fait à partir de ce point de vue, elle est expansive ; son intensité, son volume et ses possibilités peuvent augmenter. Mais quand on fait la copulation du point de vue qu'elle est significative, alors on amoindrit énergétiquement ce qui est disponible. L'importance que vous lui donnez crée une limitation, et ce que vous faites n'est plus exprimé par un espace ou des possibilités illimités.

Par exemple, si quelqu'un a le jugement, « C'est l'homme idéal pour moi. » Au fond, elle pense : « Eh bien, si je veux avoir des bébés avec lui, on ne peut certainement pas avoir de sexe oral. On ne peut absolument pas avoir de sexe anal. On ne peut certainement pas faire de plan à trois, parce qu'alors, il ne m'épousera pas. » Elle limite son comportement sur la base de potentiels jugements futurs que son partenaire pourrait avoir.

Elle exclut les jouets sexuels et certaines positions, parce qu'elle juge que son partenaire pourrait la juger un jour comme n'étant pas comme il faut. Elle se coupe de qui elle est pour tenter de s'adapter à la projection qu'elle pense qui va se produire dans l'avenir.

Vous commencez à limiter ce que vous pouvez avoir dans le domaine de la copulation et de la sexualness sur la base de vos jugements. Beaucoup de gens avec qui j'ai parlé de leur vie sexuelle me disent qu'une fois qu'ils ont des enfants, ils cessent de faire autre chose que la position du missionnaire. Quand je leur demande pourquoi, ils disent : « Eh bien, on s'inquiète du fait que les enfants puissent nous surprendre. » Excusez-moi, mais les enfants sont à l'extérieur de leur corps pour vous regarder avoir du sexe ! Ne savez-vous pas cela ? Allez-vous leur apprendre que c'est tout ce qu'ils peuvent espérer ?

Je connais beaucoup de gens qui limitent leur comportement sur la base des jugements potentiels futurs que quelqu'un d'autre pourrait avoir. Si cela ne vous casse pas la tête, alors pensez à votre dernière relation où vous vous êtes cassé la tête pour essayer de vous faire entrer dans quelque chose où vous ne pouviez pas vraiment entrer. J'ai vu toutes sortes de gens faire cela et je l'ai fait moi-même. J'ai essayé de me tordre pour me conformer à mon idée du point de vue de quelqu'un d'autre. Cela fonctionnerait sur la base de quoi ? Quand vous faites cela, de qui venez-vous de divorcer ? De vous.

Dans les séminaires Access, je parle du « un-deux-trois » du sexe. La première fois, c'est pour le plaisir, la deuxième fois, vous êtes dans une relation et la troisième fois, vous êtes en route pour l'autel. Un de mes amis pensait que c'était des foutaises. Il a décidé qu'il ferait le test et il est revenu vers moi en me disant : « Tu avais raison ! »

Il m'a dit qu'il pensait que ce n'était pas vrai pour lui parce qu'il était très direct sur ces choses-là. Il disait qu'il avait été très clair avec la personne suivante avec qui il allait copuler. Il lui a dit, « J'adorerais avoir des rapports sexuels avec toi, mais je ne suis pas intéressé par une relation. Ça va être amusant et expansif si tu es OK avec ça. » Et elle a dit : « Absolument. Je ne suis pas intéressée par une relation non plus. »

Alors, ils ont couché une première fois et il a dit que c'était génial. La deuxième fois, elle voulait passer la nuit. Au moment où ils se sont réveillés le lendemain matin, il a dit : « Le désenchantement avait commencé. » Malgré le fait qu'ils avaient tous deux convenu qu'ils ne voulaient pas d'une relation. Sans compter qu'elle avait marqué son territoire avec quelques signes clairs qu'elle était passée par là - elle avait laissé traîner ses boucles d'oreilles et une culotte dans le lit. Ils ont continué à avoir des relations sexuelles pendant un certain temps et ont convenu qu'ils auraient des rapports sexuels avec d'autres personnes aussi, et c'était expansif et amusant, jusqu'à ce qu'elle découvre qu'il avait copulé avec quelqu'un d'autre. Elle voulait le tuer. Et il me dit : « La même chose s'est produite avec les dix femmes suivantes avec qui j'ai eu des relations sexuelles. »

Autant les hommes que les femmes font le « un-deux-trois » du sexe. Après avoir divorcé de ma première femme, je me souviens, un matin sous la douche, après avoir eu des rapports sexuels avec une autre femme pour la première fois, je me suis dit : « Je me demande si c'est elle la bonne. »

Si c'est la bonne ? Je ne connais même pas son nom de famille et je me demande si c'est la bonne ! J'ai pensé : « Je n'en reviens pas ! Je viens de sortir d'un mariage. Je ne veux pas repartir dans un autre. »

Nous faisons cela automatiquement parce que nous sommes programmés pour aller dans cet espace. C'est ce que tout le monde fait. La première fois, vous n'essayez pas de posséder la personne, vous vous amusez tout simplement. La deuxième fois, vous commencez à attacher une signification à ce que vous faites et vous commencez à créer la réalité que vous avez jugée vous deviez créer si vous avez du sexe. Eh bien, vos parents vous l'ont dit, « N'aie pas de relations sexuelles, à moins que tu sois dans une relation. » « Ne couche pas avec elle, à moins que tu l'épouses. » L'importance que vous y a accordez crée une limitation, et ce que vous faites ne s'exprime plus comme la qualité illimitée de la sexualness.

Visez à avoir une vie sexuelle en expansion croissante et non des rendements décroissants. Il faut toujours un jugement pour accorder de l'importance à quelque chose et donc chaque fois que vous commencez à rendre quelque chose significatif, vous entrez dans le rendement décroissant.

À quoi ressemble le sexe en tant qu'expression joyeuse de la vie ?

Rappelez-vous votre dernier orgasme, même si c'était il y a 100 ans. Tirez cette énergie à travers vos pieds et laissez-la monter en haut de votre tête. Comment se sent votre corps quand vous faites ça ? Plus vibrant ? Plus vivant ? Si vous continuez à laisser vibrer cette qualité orgasmique, vous devenez une invitation pour votre partenaire à désirer plus de sexe. Son corps veut cette même vibration. Tout ce que vous avez à faire est de continuer à tirer cette énergie à travers votre corps.

Ce que nous recherchons ici, c'est à avoir conscience de la capacité orgasmique de la vie et de la célébration que la vie devrait être en réalité. Avez-vous le jugement que le sexe est trop sérieux pour s'amuser avec ? Que vous ne pouvez pas rire pendant l'orgasme ? Que vous ne pouvez pas lui donner tellement d'orgasmes qu'elle en rit hystériquement parce qu'elle ne peut plus en supporter l'intensité ?

Avez-vous déjà eu une relation où vous pouviez vous câliner comme des chiots ? Vous rouler l'un sur l'autre en prenant plaisir à toucher le corps de l'autre ? Vous ne cherchez pas à obtenir quoi que ce soit. Vous n'essayez pas de faire quoi que ce soit. Vous êtes tout simplement là, confortablement, à laisser vos corps s'entremêler. Cette sensation d'être comme des chiots, c'est là où vous commencez à jouer avec votre corps et à jouer avec le corps de l'autre au lieu de le faire avec sérieux. Ce corps a été fait pour s'amuser avec lui.

Le point de vue est, « Ça a l'air d'être amusant. » Que pouvez-vous faire d'autre ? Quoi d'autre est possible ? J'espère que vous aurez un peu de cette curiosité et laisserez ce sentiment de plaisir et de vitalité s'aventurer dans d'autres parties de votre vie aussi.

QU'EST CE QUI CRÉE VOTRE ÉNERGIE SEXUELLE ?

Qu'est-ce qui crée votre énergie sexuelle ? Est-ce l'attraction que quelqu'un a pour vous, vos hormones ou ce que vous décidez de créer dans votre propre tête ?

Est-ce vous qui vous allumez ou est-ce votre corps ? Que faites-vous pour allumer votre corps ou bien l'éteignez-vous ? Tous vos boutons sont-ils réglés au plus petit dénominateur possible ? Avez-vous déjà gardé votre énergie sexuelle éteinte pour qu'elle ne se déchaîne pas ? Avez-vous jamais pensé, « Peu importe tout le plaisir que j'ai eu par le passé. Je me souviendrai comment c'était cool, mais je ne laisserai jamais les choses être à nouveau si intenses. »

Si vous êtes dans l'infinitude de votre être, alors vous êtes la sexualness totale tout le temps. Le point de vue humain est que vous devez allumer et éteindre votre sexualness. « Oh, cette fille m'allume. » « Ce gars m'allume. » Excusez-moi. Pourquoi n'êtes-vous pas allumé tout le temps ? Quand je vous ai demandé de tirer l'énergie de l'orgasme à travers vos pieds et de la faire monter vers votre tête, votre corps se sentait très bien. N'est-ce pas ? Pourquoi ne le faites-vous pas tout le temps ? Vous ne laissez peut-être pas cela se produire parce que si vous le faisiez, vous devriez être prêt à être vu pour qui vous êtes vraiment.

Avez-vous déjà remarqué des gens qui s'habillent sexy, sauf qu'il n'y a pas une once de sexualness en eux ? Ils créent l'image de ce qu'ils pensent être sexuel, mais ils ne créent pas la sexualness. Et avez-vous déjà vu quelqu'un marcher dans la rue, habillé de vêtements d'un goût douteux en vous disant : « Oh, cette fille est sexy. » « Ce mec est sexy. » Pourquoi ? Parce qu'ils incarnent leur sexualness. Ils ne la revêtent pas. Ce n'est pas une image qu'ils créent. C'est la réalité de qui ils sont. La sexualness n'a rien à voir avec votre apparence. C'est qui vous êtes.

J'ai une amie qui pense et se sent sexualness tout le temps et elle copule en permanence. Elle a de petits seins, un assez gros derrière, un petit bidon et une chevelure quelconque. Ce n'est pas une jolie fille, mais quand elle marche dans la rue les gens la trouvent à tomber. Il n'y a rien dans les parties de son corps qui soit beau, mais sa façon d'être, sa sexualness et sa présence en tant qu'elle-même est attirante pour tout le monde, et elle se fait tout le temps draguer. La sexualness n'est pas fonction du corps, c'est ce que vous avez à l'intérieur.

Lorsque vous incarnez la totalité de votre sexualness, vous incarnez la capacité de recevoir de n'importe qui, peu importe qui vous regarde ou pense que vous êtes super. Mais ce qui se passe souvent, c'est que nous réprimons notre sexualness parce que nous pensons que c'est mal d'être comme ça. La répression est la façon dont nous nous dominons, nous manipulons et nous contrôlons. Quand vous n'incarnez pas la grandeur de vous et que vous n'êtes pas disposés à la recevoir, lorsque vous ne tirez pas l'énergie en vous, quand vous n'êtes pas la qualité de vie orgasmique, alors les gens s'en vont. Vous vous contractez et vous comprimez et refusez la totalité de qui vous êtes. Sinon, les gens seraient attirés par vous. Ils viendraient vers vous tout le temps.

Il ne s'agit pas de réprimer une quelconque partie de vous. Il faut que vous puissiez vivre toutes choses avec aisance et joie et gloire. Si vous souhaitez recevoir en abondance dans votre vie, alors vous devez être prêt à recevoir tout… que ce soit de l'argent ou de la sexualness.

LA SIMULTANÉITÉ D'OFFRIR ET DE RECEVOIR OU BIEN DONNER ET PRENDRE ?

Ce monde est plutôt fondé sur la pratique de donner et prendre. C'est un point de vue qui dit « Je te donne ceci et en retour, tu me donnes cela. Si je te donne du sexe oral, alors tu dois aussi m'en donner. » Il s'agit d'une modalité d'échange dans laquelle nous sommes tous coincés. Offrir, par contre, c'est la capacité de donner à quelqu'un, et dans le don, vous recevez également. Avec offrir, il n'y a pas d'échange distinct qui se produit. Offrir, c'est recevoir et recevoir, c'est offrir, simultanément. Lorsque vous avez cela, vous avez les éléments qui vous permettent d'être véritablement en communion avec tout.

Sortez de l'idée de l'échange d'énergies et prenez conscience que toute énergie est expansive. C'est une façon différente de considérer ce que vous donnez à quelqu'un. Vous offrez et, ce faisant… vous recevez simultanément.

Lorsque vous avez un parterre plein de belles fleurs, elles vous offrent leur parfum et leur beauté et ne demandent rien en retour. Ce qu'elles reçoivent de vous, c'est l'énergie que vous leur donnez et la gratitude que vous avez pour leur beauté.

Quand vous allez dans la nature, vous offre-t-elle ? S'attend-elle à quelque chose en retour ? La nature offre tout ce qu'elle a tout le temps et par conséquent, elle reçoit de tout. Les arbres fruitiers créent les fruits et vous les offrent totalement. Est-ce qu'ils en retiennent une partie ?

Avez-vous déjà promis quelque chose à votre partenaire afin d'obtenir ce que vous vouliez ? Il s'agit d'un point de vue insensé. Quand vous donnez dans le but d'obtenir, vous vous retrouvez dans la position de donner et prendre. Vous n'offrez pas, parce qu'offrir, c'est vous honorer, et vous, vous négociez. Vous mettez un prix sur les choses. Vous continuez à le faire comme si cela allait produire un résultat, mais cela ne fonctionne pas, parce que les gens ne sont pas prêts à se négocier. Même les prostituées ne sont pas prêtes à se négocier. Elles aussi, souhaitent être honorées.

La plupart d'entre nous se retrouvent dans le mode de fonctionnement « donner et prendre ».

Ce mode de fonctionnement n'est pas « Je vais te donner du sexe oral parce que j'en aime le goût et j'en aime l'odeur et j'aime tout en ça et ouah, n'est-ce pas un plaisir et comment puis-je en avoir plus ? »

Ce mode de fonctionnement n'est pas : « C'est tellement fun pour moi que je reçois à travers ce processus. » … Mais c'est ce qui pourrait être.

Une partie de la difficulté dans les relations, c'est que tant d'entre elles se construisent sur « Si je fais ceci pour toi, alors tu vas faire cela pour moi. » « Si je te donne ceci, alors tu vas me donner cela. » C'est-à-dire, « Si je donne, alors j'obtiens. » Vous faites du troc. Quand vous faites donner et prendre, cela crée une obligation. Cela n'honore pas la simultanéité d'offrir et recevoir et cela ne permet pas de créer la communion qui est vraiment possible.

Dans l'univers de donner et prendre, vous pensez que si vous donnez suffisamment, alors l'autre vous donnera en retour. Non ! Si vous offrez, peu vous importe si un jour la personne vous donne quelque chose en retour. Lorsque vous offrez, vous vous ouvrez à recevoir de tout dans l'univers, et pas seulement de la personne avec qui vous êtes. Lorsque vous faites donner et prendre, vous attendez de la personne qu'elle vous retourne l'énergie que vous lui avez donnée, ce qui est un faible retour par rapport au flux expansif qui est possible. Lorsque vous offrez en totalité, vous vous ouvrez à recevoir la totalité de l'univers et l'intensité infinie de la sexualness devient possible.

Vous devez être prêt à recevoir de la totalité de l'univers. C'est ainsi que cela fonctionne.

Si vous faites donner et prendre, alors c'est un échange. Voulez-vous échanger des fluides corporels ou bien voulez-vous offrir à la personne parce que vous avez de l'affection pour elle ?

COMMUNION OU RELATION

Parfois les gens me disent, « Je suis prêt pour la communion avec quelqu'un. » Dès que je les entends dire : « … avec quelqu'un. » Je sais qu'ils font de la relation, même s'ils prétendent qu'ils font de la communion. Ne vous leurrez pas en pensant que vous faites de la communion ; la communion ne se fait pas avec quelqu'un. La communion, c'est avec tout. Lorsque vous êtes capable d'être en communion avec tout, alors vous pouvez tout recevoir. Cela affectera votre vie sexuelle et vos relations, et cela se reflétera également dans votre argent et tous les autres domaines de la vie aussi parce qu'il s'agit de la capacité à recevoir.

Dans la relation, par contre, tout est un actif ou un passif. Il s'agit de l'état de votre solde bancaire au sein de votre relation. Vous investissez dans votre relation. Vous pensez que tout cela est un actif et vous découvrez ensuite que le tout est un passif. Alors, c'est fini. Reconnaissez qu'il y a un endroit différent à partir duquel fonctionner. La communion.

J'ai un cheval impétueux qui ne veut jamais obéir à personne ; l'obéissance ne fait pas partie de ce qu'il fait. Dain n'est pas un cavalier expérimenté, mais il voulait vraiment monter ce cheval et il me le demandait tout le temps jusqu'à ce que finalement je cède et le laisse faire. Le cheval a lancé un regard sur Dain et a dit, « Tu es à moi ! » Bien qu'il ne veuille obéir à aucun cavalier, si chevronné soit-il, il fait tout ce que Dain lui demande parce que lui et Dain ont une communion et une connexion qui défie les lois de cette réalité, qui seraient : « Je suis ton propriétaire ; tu vas faire ce que je veux ».

Dain peut monter ce cheval avec un licol. Personne au monde n'oserait le monter avec un licol. Le cheval montre à Dain comment sauter et Dain peut maintenant faire des choses avec lui qui ont fait dire à quelqu'un qui montait depuis dix ans : « Je n'arrive pas à croire que tu sois parvenu à faire faire ça à ton cheval. » Ce à quoi Dain a répondu : « Je ne l'ai pas fait faire à mon cheval. Je lui ai demandé et il l'a fait. »

Beaucoup de gens sont prêts à avoir ce genre de communion avec un animal, mais ils ne sont pas prêts à l'avoir avec leur partenaire. Ils ne veulent pas savoir ce que leur partenaire désire vraiment. Ils disent qu'ils veulent qu'on leur dise : « Dis-moi ce que tu veux. »

Et leur partenaire dit : « Je n'arrive pas à croire que je doive te dire ce que je veux que tu fasses. » Pardon ? Être en communion leur permettrait d'exprimer réellement ce qui est possible. Si vous êtes en communion et que la communication verbale est requise, non seulement vous le saurez, mais vous serez prêt à l'avoir. Vous serez prêt à demander ce que vous voudriez. « Oh, ça, c'est vraiment bon. Peux-tu faire un tout peu plus de ça ? Encore un petit peu plus bas s'il te plaît. »

Demandez et vous recevrez.

ÊTES-VOUS VRAIMENT PRÊT À RECEVOIR ?

Pour la plupart d'entre nous, recevoir se limite à « Je mange, je bois, je prends une douche, je change mes vêtements et j'achète des choses. » Voilà à quoi se réduit recevoir pour la plupart des gens sur cette planète. Presque tout cela est lié à la réalité donner et prendre plutôt qu'à offrir et recevoir.

Êtes-vous du genre à travailler dur pour obtenir un résultat ? Êtes-vous du genre à en faire un petit peu trop ? Quand vous faites cela, vous n'êtes pas disposé à recevoir, vous êtes seulement disposés à donner. Vous donnez, donnez et donnez encore avec l'idée que d'une façon ou d'une autre, un petit peu de cela vous reviendra. Ou bien êtes-vous peu enclin à recevoir parce que vous pensez que cela signifie que vous devrez donner quelque chose en retour ? Vous ne laissez rien venir à vous parce que vous ne voulez rien voir sortir.

Apprendre à recevoir est la meilleure chose que vous puissiez faire. Les limitations de l'argent, les limitations du sexe et les limitations des relations sont basées sur ce que vous n'êtes pas disposé à recevoir. Plus nous sommes libres dans ce que nous pouvons avoir, plus nous pouvons recevoir. C'est la plus grande limitation que je vois dans la vie des gens. Il y a certaines choses qu'ils ne sont pas prêts à recevoir.

Si vous voulez savoir comment augmenter votre capacité à recevoir, alors allez en ville faire du lèche-vitrines et regardez tout ce qui se trouve en vitrine. Chaque fois que vous regardez quelque chose et vous pensez : « Je déteste ça » ou « Je n'aime pas ça », détruisez et décréez toutes les décisions que vous avez prises qui créent ce point de vue. Dites intérieurement ou à haute voix, « Je détruis tout ce qui crée ce point de vue. »

Quand vous pourrez regarder n'importe quoi et dire, « Oh ! C'est intéressant », « C'est joli », « C'est inhabituel », « C'est différent », alors vous pourrez commencer à recevoir tout. Vous n'avez pas de point de vue fixe sur ce à quoi quelque chose doit ressembler et quelque chose de totalement différent peut alors entrer dans votre vie. Au fait, cela ne veut pas dire que vous deviez acheter tous les trucs moches que vous voyez.

Avant, je marchais tout le temps dans les merdes de chien. J'en avais sur mes chaussures et ça me rendait dingue parce que je n'en supportais pas l'odeur. Je me suis finalement dit, « Très bien. Je dois en finir avec cette histoire de merde de chien. Il faut que je sois capable de recevoir les merdes de chien. » J'ai commencé à faire un processus Access appelé Points de création pour pouvoir surmonter ce problème de merde de chien.

Puis un jour, je suis sorti de la voiture et j'ai entendu, « Attention ! » Quand j'ai regardé par terre, j'ai vu que j'étais sur le point de marcher dans un tas de merde de chien. J'ai fait trois pas en avant et j'ai entendu : « Je suis ici ! » et il y en avait un autre tas. Bon, vous ne voyez normalement jamais des tas de merde de chien à un mètre les uns des autres, en particulier à Santa Barbara, et depuis lors, la merde de chien me dit qu'elle est là. Je n'ai jamais plus marché dedans. Maintenant, cela ne me touche plus.

Dain m'a parlé d'un jour où il courait sur un sentier dans les montagnes surplombant Santa Barbara. Il a commencé à penser, « Ouah ! Ils y a des gros serpents ici. Je me demande ce qui arriverait si je me faisais mordre par un serpent à sonnettes. » Deux kilomètres plus loin, il allait sauter par-dessus un petit ruisseau et alors qu'il était dans les airs, il a vu un diamantin qui le fixait de l'autre côté, au milieu du sentier. Et en plein saut, il est parvenu à se retourner et à revenir de l'autre côté. Il se tenait là et regardait le serpent. C'était le plus beau crotale diamantin qu'il ait jamais vu. Le serpent était là et le regardait et Dain a pigé, « Oh ! Tu me signalais que tu étais ici. N'est-ce pas ? »

Il était disposé à recevoir l'information qu'il y avait un serpent sur le sentier, mais il n'était pas prêt à reconnaître ce que cela signifiait. L'information est là, si nous sommes prêts à la recevoir. C'est là qu'intervient la question, « Qu'est-ce qui est juste à ce sujet je ne capte pas ? » Dans le cas de Dain c'était, « Oh ! Très bien. Y a-t-il un serpent là-bas devant moi ? Oui. Très bien, alors, je vais être un peu plus prudent. »

Souvent, dans une relation, quand vous n'êtes pas prêt à voir le serpent à sonnettes, vous prenez une décision du genre « Oh ! C'est la plus belle femme du monde. » Vous avez déjà décidé qu'elle était belle et vous ne verrez pas qu'elle fait des choses méchantes. Vous ne verrez pas où elle fout la merde. Vous ne voulez pas voir. Vous avez pris votre décision. Vous avez fait votre choix et vous ne verrez rien d'autre.

Vous allez obtenir un résultat négatif parce que vous n'êtes pas prêt à tout recevoir. Si vous êtes prêt à recevoir le fait qu'il y a du bon, du mauvais et du moche chez chacun, alors vous pourrez regarder ce que l'autre fait et vous pourrez avoir une totale confiance en lui. Vous saurez quand l'autre s'apprête à manger votre cœur. Vous saurez qu'il est prêt à vous entuber pour un sou. Vous saurez ce qu'il va faire et vous ne serez jamais surpris. C'est là que les gens se fourvoient dans leurs relations. Ils décident que quelqu'un est parfait et ils essaient de ne voir que le bien.

Pouvez-vous voir ce que quelqu'un fait lorsque vous n'êtes pas prêt à le voir en totalité ? Si vous n'êtes pas disposé à recevoir ses limites êtes-vous vraiment prêt à avoir une relation avec lui ? Vous avez pris une décision et vous avez posé un jugement, et quand vous faites cela, vous ne pouvez avoir conscience de quoi que ce soit qui ne corresponde pas à ce jugement.

CORPS, OÙ VEUX-TU ÊTRE TOUCHÉ ?

L'une des façons dont vous pouvez développer votre conscience de ce que le corps de votre partenaire veut, c'est de demander à son corps ce qu'il aimerait et suivre tout ce qu'il vous dit. Il n'est pas nécessaire de le demander à voix haute, bien que vous le puissiez, mais vous pouvez aussi le demander dans votre tête. Partez du point de vue que si vous demandez au corps où il veut être touché, il vous dira où placer vos mains. Vous demandez simplement au corps de votre partenaire ce qu'il veut et vous faites confiance que vos mains vont suivre.

Ainsi, vous aurez l'ingrédient essentiel d'une formidable copulation, à savoir, suivre l'énergie. Comme pour tout, il suffit de vous entraîner. Demandez simplement au corps de l'autre, « Corps. Où aimerais-tu être touché ? » « Corps : de quoi as-tu besoin ? » en sachant que vos mains iront là automatiquement. Il se pourrait que le dos ait besoin d'être longuement massé en profondeur pour libérer toute la tension qui a été créée. Les pieds peuvent vouloir être massés ou le ventre peut vouloir être longuement massé avec délicatesse.

Tout ce que vous faites est guérisseur et vous avez cette conscience quand vous touchez le corps de l'autre. La guérison fait partie de la réalité de la véritable sexualness. Votre corps va tenter de guérir le corps de votre partenaire. Et son corps va alors essayer de guérir le vôtre ; ce qui vous expansera tous les deux. Ce n'est vraiment rien de plus que de demander au corps, « Corps. Où voudrais-tu que je te touche ? »

Avez-vous déjà reçu un massage de quelqu'un qui appuyait trop fort et ce n'était pas agréable ? La personne ne parlait pas à votre corps et ne lui laissait pas dire ce qu'il souhaitait recevoir. Quand quelqu'un parle réellement à votre corps, il le touche exactement comme il faut. C'est exactement ce que vous devriez avoir avec le sexe, une personne qui touche votre corps et qui le touche exactement comme il faut. La sexualness c'est guérisseur, c'est attentionné, c'est nourricier, c'est créatif, c'est expansif et cela vous guérit vous et votre partenaire.

Si vous parlez au corps de votre partenaire pendant le sexe, son corps vous dira ce que vous devez faire. Il vous dira quand vous devez ralentir ou accélérer les mouvements. Soyez toujours prêt à ralentir. L'intensité augmente avec la lenteur et la délicatesse, pas avec la rapidité, la force et la friction. Plus vous allez lentement, plus l'intensité augmente, parce que l'autre commence à anticiper.

Pour une sexualness grandiose et expansive, demandez au corps ce qu'il veut et suivez l'énergie. Il n'est pas question de friction, ni de force, ni de violence ni de techniques à utiliser. Certaines personnes sont adeptes de techniques telles que celles qui sont enseignées par des praticiens de sexe tantrique, mais nous avons constaté que c'est en fait une perspective limitée, car elle encourage de recourir à des techniques plutôt qu'à la conscience.

Si vous suivez l'énergie, vous saurez exactement où toucher quelqu'un. Avec les techniques, le sexe devient « un faire » et vous devriez le faire à partir de l'être. La sexualness est toujours un état d'être. Cela fait partie de qui nous sommes. Si vous voulez être bon au lit, alors commencez à demander au corps de votre partenaire ce qu'il veut et créez-le lentement et délicatement.

Suivre l'énergie est un processus continu. Vous continuez à être conscient. Vous touchez le corps où il demande à être touché, vous remarquez une différence dans l'énergie et vous demandez alors : « Très bien. Que veux-tu que je fasse d'autre ? » « Quoi d'autre est possible ? » Vous reconnaissez que le corps tout entier est un organe sexuel et vous êtes dans un état constant de mouvement et de conscience de ce qu'il demande et comment il réagit à ce que vous faites.

Certaines personnes ont tendance à demander au corps ce qu'il désire et se concentrent sur ce point. « Très bien, » pensent-ils, « je vais mettre mon attention sur les seins et c'est tout ce que je dois faire. » Mais la vérité est que focaliser sur les seins n'est peut-être pas ce que désire le corps. Vous devez recevoir en continu les informations que le corps donne et offrir de façon continue à la personne avec qui vous êtes. Même quand vous touchez le corps en réponse à sa demande, vous êtes conscient de ce qui se passe pour l'autre en réaction à votre toucher et vous êtes à l'écoute de ce qu'il veut ensuite. Nous appelons ceci le processus de conscience continue, en restant dans la question.

Plus loin, nous allons expliquer comment donner à votre partenaire, homme ou femme, un orgasme intégral. Nous espérons que vous apprendrez à demander au corps de votre partenaire ce qu'il veut et que vous ferez confiance à votre corps pour répondre à sa demande, car c'est ainsi que vous commencez à y parvenir. L'important est de pratiquer, pratiquer et pratiquer aussi souvent que vous le pouvez.

CORPS, AVEC QUI DEVRAIS-JE COUCHER ?

Combien de fois avez-vous décidé d'avoir des rapports sexuels avec une personne en raison de la taille et de la forme des parties de son corps plutôt que sur ce que votre corps désire ?

Si nous demandions à notre corps de nous montrer avec qui coucher, il nous dirait ce qui est le mieux pour lui. Lorsque vous laissez votre corps vous dire qui sera le plus nourricier pour lui et quel type d'énergie va lui faire du bien, alors vous pourrez expanser ce que vous pouvez accomplir avec votre corps. Sinon, le sexe devient une limitation. Vous allez dans la force et la violence avec le sexe parce que vous essayez de court-circuiter ce que votre corps sait être bon pour lui.

Commencez à parler à votre corps et demandez-lui de vous montrer avec qui coucher. J'avais posé cette question à mon corps alors que je me promenais dans une brocante un dimanche, à Santa Barbara. Je sentais un appel à mon corps. Je me suis retourné et c'était la femme la plus laide que j'aie jamais vue de ma vie. « Oh, génial », ai-je pensé, « Je dois coucher avec elle ? » J'ai continué à marcher et j'ai senti un autre appel, j'ai regardé par là-bas et il y avait un mec gay et je me suis dit, « Oh, maintenant, je suis gay et j'aime les gens laids. » J'ai encore marché un peu et j'ai senti un autre appel. J'ai regardé et il y avait une vieille dame en déambulateur et j'ai pensé, « Laid, gay, et vieux. Mes options s'étiolent rapidement. » Alors que je poursuivais mon chemin, j'ai encore senti un appel et il y avait un garçon de dix ans et j'ai pensé : « Maintenant, je suis pédophile. Corps, qu'essaies-tu de me dire ? »

Tout d'un coup j'ai compris ! C'était l'énergie que ces personnes avaient en commun. Tous ces gens avaient une certaine énergie qui nourrissait mon corps. Je n'avais jamais demandé à mon corps ce qui le nourrissait ou ce qui serait merveilleux pour lui en matière de sexe. J'ai toujours cru le point de vue : « Alors. Je veux cette belle femme là-bas avec le corps de rêve. » J'avais tous ces critères de ce qui était génial, mais je n'avais jamais demandé à mon corps ce qu'il désirait.

C'est quelque chose que la plupart d'entre nous font. Nous invalidons les choix de notre corps. Mais si vous laissez votre corps vous dire ce qui va le nourrir et quel type d'énergie va lui faire du bien, alors vous pourrez expanser ce que vous accomplissez avec votre corps.

J'ai vu beaucoup de mes amis choisir à chaque fois des femmes qui ne sont pas du tout faites pour eux. Je les regarde et je leur dis, « Cette femme va te manger. »

Ils disent : « Non ! Elle est bien, elle est merveilleuse et elle est tout ce que j'ai toujours voulu. » Cinq semaines plus tard, ils se plaignent, « C'est une harceleuse. Je n'arrive pas à me débarrasser d'elle. Elle est folle. Elle est cinglée. Pourquoi est-ce que je choisis toujours des femmes comme ça ? » Et ils continuent à choisir la même femme, encore et encore, dans un corps différent.

Commencez à parler à votre corps et demandez-lui de vous montrer qui le nourrit. Si vous finissez par sentir que l'homme marié du bout de la rue est celui qui va vous nourrir, reconnaissez que quelqu'un d'autre a vraiment bien réussi. Il ne s'agit pas d'avoir cette personne, il s'agit du type d'énergie que vous avez besoin de rechercher si vous voulez vraiment créer une relation extraordinaire, merveilleuse et expansive.

COMMENT TOUCHE-T-IL/ELLE LES CHOSES ?

Pour une sexualité épanouie, vous avez besoin d'un partenaire sensuel.

Si vous êtes intéressé par les femmes, regardez comment elles touchent les choses. Quelqu'un qui caresse tout dans sa vie vous caressera aussi. Quelqu'un qui pose brutalement les objets et les déplace rapidement vous utilisera de la même façon. Une femme qui mène quand vous dansez vous plaquera aussi au sol.

Un de mes amis m'a dit qu'une fois il avait flirté avec une femme qui lui a dit : « Puis-je te masser les épaules. »

Il a dit : « D'accord ». Et elle l'a saisi et a commencé à malaxer agressivement ses épaules. Il m'a dit : « C'était la fin du flirt, merci bien ! » Il a eu tout ce qu'il fallait savoir. Il n'avait aucune envie d'être enfoncé dans le mur.

La façon dont ils bougent leurs mains et ce qu'ils en font en disent long sur les gens. Regardez comment ils bougent leur corps. Les gens qui aiment leur corps le déplacent différemment des personnes qui ne l'aiment pas. Quand vous étreignez les gens, remarquez ceux qui restent rigides contre vous. Sentez-vous ceux qui ne sont pas disposés à recevoir quoi que ce soit de vous et ceux qui tentent de vous donner tout le temps. Ils poussent vers vous au lieu d'inviter. Remarquez ceux qui viennent à vous avec prévenance et vous reçoivent. Observer cela commencera à vous indiquer comment choisir quelqu'un pour une relation. Si vous n'êtes pas vraiment reçu dans une étreinte, vous ne serez pas reçu au lit. Les gens vous diront si vous les intéressez. Beaucoup d'entre eux vous regarderont en vous disant, « Oh ! Je te veux. » Mais ensuite, ils vous feront une étreinte et vous saurez que vous ne voulez pas ça.

Si vous êtes intéressée par un homme, regardez comment il tient son verre de vin. Est-ce qu'il le caresse ? Alors, il vous caressera. Remarquez comment il étreint. S'il force l'énergie vers vous et s'il n'est pas prêt à fusionner avec vous, il ne sera pas bon au lit. J'ai parlé avec beaucoup de femmes de leurs relations avec les hommes et je leur ai demandé : « Que fait votre mari ? »

Si elles disent : « Il est menuisier. » Je demande : « Est-ce qu'il vous traite comme une planche ? Est-ce qu'il vous martèle ? »

La plupart du temps, elles disent, « Oui ! »

Souvent, avec des menuisiers, tout doit être à angle droit. Tout est bien ou mal, bon ou mauvais. Il ne s'agit pas de toucher. S'il fait de la menuiserie lourde, il y a des chances qu'il fasse « lourd » avec votre corps aussi. Vous serez juste un autre bout de bois qu'il doit clouer*.

Quand je demande à des femmes qui sont mariées à des ébénistes si leur mari est sensuel, elles disent : « Oui. Il est très sensuel. » Un ébéniste regarde le bois, en sent le grain et voit comment il travaille. C'est ce que vous devez rechercher, quelqu'un qui collabore avec la nature et en apprécie tous les aspects.

---

* NDT En anglais « clouer » se dit *nail* et signifie « clouer », mais aussi « baiser »

AIMERIEZ-VOUS CRÉER UNE GRANDE INTIMITÉ ?

La relation la plus extraordinaire que j'ai jamais vue, c'était entre Mary, une amie de 94 ans, et son mari Bill. Je n'ai jamais vu un couple plus attentionné l'un envers l'autre que ces deux personnes. L'énergie qui passait entre eux était belle.

Mary avait été élevée en Angleterre par sa grand-mère victorienne et est arrivée aux États-Unis au début des années 1920. Elle est remarquable en ce qu'elle est et elle a passé sa vie à faire de la recherche métaphysique.

Vers la fin de sa vie, Bill a eu la maladie d'Alzheimer. Il est arrivé au point où il ne se souvenait de rien et il posait les mêmes questions à Mary maintes et maintes fois. Mais elle ne s'est jamais énervée. Elle répétait simplement la même réponse ou information, comme si c'était la première fois qu'il lui posait cette question.

Mary m'a appris les cinq éléments qui permettent de créer une formidable intimité. Elle m'a montré que pour devenir intime avec son partenaire, il fallait toujours commencer par devenir intime avec soi-même. Je l'ai observée mettre en pratique en permanence ces cinq éléments : l'honneur, la confiance, le laisser-être, la vulnérabilité et la gratitude dans sa relation avec Bill.

L'honneur

Le premier élément permettant de créer une grande intimité, c'est l'honneur. Comme je l'ai dit, « Cela commence par s'honorer soi. » Vous avez de l'intimité avec vous-même et vous vous honorez. Vous ne divorcez pas de parties de vous-même, ne les refusez pas ou ne les supprimez pas. Vous prenez soin de vous et faites ce qui est bon pour vous. Ensuite, vous devez honorer votre partenaire. Honorer votre partenaire c'est le traiter avec égard. Vous avez confiance que l'autre va prendre soin de lui, qu'il fera ce qui est bon pour lui et vous honorez cela. Et en même temps, vous faites ce qui est bon pour vous.

Bill par exemple, croyait qu'on ne vit qu'une seule fois et qu'on meurt et que c'est tout ce qu'il y a. On devient ensuite de la nourriture pour les vers. Il ne pouvait pas être plus en désaccord avec la vision de Mary sur la réincarnation, mais il honorait son point de vue. Et elle faisait de même avec lui. Ils n'ont pas débattu le sujet ; ils ne se sont pas donné mutuellement tort et ils n'ont pas essayé de changer l'autre. Ils ont permis à l'autre d'avoir totalement son point de vue.

Si ce qui vous honore, c'est de sortir monter à cheval et que ce n'est pas ce que fait votre partenaire, mais c'est ce que vous faites, alors vous vous honorez si vous montez à cheval. Vous ne déshonorez pas votre partenaire en vous attendant à ce qu'il apprenne l'équitation. Et il ne vous déshonore pas en se fâchant que vous ne passiez pas tout votre temps avec lui.

Dans ma propre relation, mon ex-femme dépensait l'argent aussi vite que nous pouvions le gagner et elle vidait souvent nos comptes bancaires et signait des chèques sans provision. C'était difficile pour moi parce que je voulais signer des chèques à des personnes qui travaillaient pour moi pour découvrir ensuite qu'ils étaient sans provision. Finalement, j'ai commencé à mettre de l'argent de côté afin d'avoir assez d'argent pour couvrir la paie de mon employé. J'ai repayé les chèques sans provision avec l'argent que j'avais mis de côté et j'ai attendu qu'il y ait de l'argent sur le compte pour me rembourser.

Il n'y avait aucune foutue chance que mon ex-épouse change son comportement financier, peu importe ce que je faisais, peu importe ce que je disais ou peu importe combien nous en parlions. Elle ne pouvait pas le changer. Elle ne le voulait pas. Elle pensait qu'elle gérait super bien l'argent. Je pouvais honorer le fait que c'était sa façon de faire les choses, et en même temps je pouvais m'honorer en faisant en sorte que j'aie assez d'argent pour couvrir mes obligations. Mettre de l'argent de côté n'était pas la déshonorer, même si elle avait pu qualifier cela de malhonnête, parce que cela ne servait pas ses désirs.

Finalement, je suis arrivé au point dans cette relation où je voyais que je divorçais de moi-même continuellement pour que notre mariage fonctionne. C'est ce que la plupart des gens font. Ils divorcent d'eux-mêmes afin de créer une relation — c'est ce que Mary et Bill n'ont pas fait. Finalement, j'ai décidé de mettre fin à notre mariage et, ce faisant, j'ai fait de mon mieux pour honorer mon ex-épouse et moi-même.

Je n'ai pas dit, « Tu dois changer ces choses que je sais que tu ne peux pas changer. » J'ai dit, « Je sais que te demander de changer ces choses serait comme demander à un léopard de changer ses taches. Ça n'arrivera pas et ce serait te déshonorer que de te demander ça. » Je me suis également honoré. Mon point de vue était, « À moins que ces choses ne changent, je ne peux plus vivre avec toi. »

Je me suis assuré qu'elle obtienne une compensation financière substantielle. Je ne voulais ni l'écraser ni lui causer du tort. Je voulais honorer l'engagement que je lui avais fait en lui donnant un revenu décent pendant 10 ou 15 ans parce que j'avais promis que je le ferais. Je ne voulais pas être méchant et je ne voulais pas être mesquin, je ne pouvais simplement plus vivre avec elle. Ainsi, c'était m'honorer moi et l'honorer elle, de gérer le divorce de cette manière.

Un autre aspect d'honorer son partenaire. Il y avait une dame dans une de mes classes qui avait décidé que Dain était l'homme parfait pour elle. Elle a appelé son mari et lui a dit que Dain s'intéressait à elle et qu'il devait changer sinon elle irait avec Dain.

Dain n'avait même pas proposé cela. Elle fonctionnait à partir de : « Mon mari ne fait pas ce que je veux et je vais donc le contrôler. »

Elle ne s'honorait pas elle-même, elle n'honorait pas son mari et elle n'honorait pas Dain. Quand je lui ai posé des questions sur ce qu'elle avait dit à son mari, elle dit : « Je lui ai dit ça que parce que je voulais être honnête avec lui. »

Je lui ai dit, « Ce n'est pas honnête. C'est méchant. C'est vachement cruel. C'est comme lui donner un coup de couteau. Pourquoi ferais-tu ça à quelqu'un que tu as aimé ? Même si tu avais décidé que tu allais le quitter, lui dire ça n'est ni honnête ni gentil. » Elle ne le traitait pas avec égard.

Vous honorer vous-même et votre partenaire s'applique également au domaine des prétendues affaires extra-conjugales. La plupart des gens qui vont voir ailleurs et ont des rapports sexuels avec quelqu'un d'autre que leur partenaire trompent leur partenaire. Ça n'a rien à voir avec s'honorer soi et ce n'est certainement pas honorer leur conjoint. Parfois cependant, avoir des rapports sexuels avec quelqu'un d'autre que votre partenaire peut être une façon de vous honorer. Nous avons travaillé avec des gens qui nous ont raconté avoir eu des relations sexuelles avec d'autres personnes et que cela avait changé leur vie de façon vraiment bénéfique. Lorsque c'est le cas, il y a une énergie qui est différente de tromper.

Un homme avec qui j'ai travaillé m'a dit qu'il avait vécu avec sa fiancée pendant un an et demi et qu'ils en étaient arrivés au point où ils avaient des rapports sexuels moins d'une fois par mois, et il commençait à avoir des problèmes avec son corps. Il est allé à un événement un week-end sans sa fiancée et a rencontré quelqu'un là-bas avec qui il a eu des rapports sexuels. Cela a ouvert son univers et a complètement changé la façon dont il se voyait lui-même. Il a dit, « Waouh ! Attends une minute, je ne suis pas mort. Je peux encore être désirable. Je ne suis pas un imbécile. Je ne suis pas un trou du cul. Je ne suis pas une mauvaise personne. » Il a eu des relations sexuelles avec cette femme une seule fois et puis il est rentré chez lui. Le fait que cette femme l'ait reçu comme elle l'avait fait a été extrêmement transformateur pour lui.

Cette expérience a été profondément honorante pour lui et lui a permis de devenir plus intime avec lui-même. Il a constaté que par la suite, il est devenu plus honorant de sa fiancée. En rentrant chez lui, il ne lui a pas raconté ce qu'il avait fait. Il venait d'avoir la conscience pour lui-même.

Dans un tel cas, il n'y a pas lieu de le dire à l'autre en rentrant chez soi, parce que cela ne le concerne pas. Il s'agit de ce que vous aviez besoin de savoir et de découvrir sur vous. Vous n'en ressortez pas avec un sentiment de culpabilité. Vous vous retrouvez avec une plus grande conscience de vous-même. Vous êtes capable d'être plus présent avec votre partenaire parce que vous avez cessé de divorcer de parties de vous.

Souvent, quand je commence à en parler, les gens disent des choses comme : « Si jamais mon mari me trompait, je le tuerais ! »

Je veux que vous compreniez que tromper n'est pas vous honorer, et ce n'est pas honorer votre partenaire. Si vous êtes dans une relation et vous avez des relations sexuelles avec quelqu'un d'autre pour prouver que « Je suis toujours sexy » ou « Il me désire », cela ne vous honore pas. En fait, vous vous déshonorez.

Si ce que vous faites est une transgression à vos propres yeux, alors vous vous êtes déshonoré, sans parler de l'autre. Une transgression indique que vous avez fait quelque chose de mal. Mais si vous avez été avec quelqu'un d'autre que votre partenaire et vous l'avez fait à partir d'un espace honorant cela n'aura pas d'effet néfaste. Vous ne déshonorez pas votre partenaire parce que vous ne vous déshonorez pas. Cette distinction doit être faite.

C'est un point de vue beaucoup plus large que le point de vue conventionnel. Si votre partenaire a une aventure avec quelqu'un est-ce que cela vous concerne vraiment ou bien s'agit-il de lui ? S'il le fait à partir d'un espace où il s'honore lui-même, cela n'est pas quelque chose qui est fait contre vous. S'il a besoin de le faire pour lui-même, alors il devrait le faire. Et il ne devrait pas vous en parler ensuite parce que ce serait vous déshonorer.

Un jour que je discutais de cela avec Mary, je lui ai demandé : « Est-ce que Bill t'a jamais trompée ? »

Elle a dit : « Je n'en ai aucune idée, mais s'il avait besoin de le faire pour s'honorer lui-même, j'avais confiance qu'il le ferait. »

Je lui ai demandé : « Qu'en est-il des gens qui ont des aventures et rentrent à la maison et se donnent bonne conscience en le disant à leur partenaire ?

Elle dit : « Si tu rentres chez toi et que tu mets tes sous-vêtements sales sur le visage de ton partenaire et puis tu lui demandes de te prouver qu'il t'aime quand même, alors tu n'es vraiment pas gentil. Vous les jeunes, vous pensez que vous devez laver votre linge sale pour pouvoir avoir une relation, mais vous vous trompez. Ce n'est pas cela honorer son partenaire. »

Le point de vue de Mary, c'est, « Ce n'est pas honorer l'autre de lui dire ce que tu penses être mauvais chez toi, ou ce que tu penses être ta transgression. » Elle dit : « On ne se dégrade pas comme ça. On ne dit pas aux gens des choses qu'ils ne peuvent pas entendre. » Elle estimait que véritablement honorer l'autre, c'est de reconnaître qu'il n'a pas besoin de faire partie de cela.

La confiance

Le deuxième élément permettant de créer une grande intimité, c'est la confiance. On pourrait penser que la confiance, c'est avoir une foi aveugle. Avec cela, vous êtes aveugle à tout ce qui se passe. Non, vous ne pouvez pas être aveugle. Vous devez être conscient. Vous avez confiance que la personne fera toujours ce qui est le mieux pour elle. Vous n'avez pas la foi aveugle qu'elle vous sera fidèle, qu'elle fera ce que vous voulez ou qu'elle répondra à vos attentes. Vous êtes conscient que l'autre doit toujours prendre soin de lui-même. La confiance, c'est tout simplement savoir que votre partenaire fera toujours ce qu'il fera. Comme le disait Mary : « Je savais que je pouvais faire confiance que Bill allait être qui il était et qu'il allait faire ce qui était bon pour lui et qu'il m'honorerait comme il le pourrait. »

Vous n'avez pas confiance que l'autre personne va faire ce que vous voulez qu'elle fasse. Vous avez confiance qu'elle fera ce qu'elle veut. S'il laisse toujours le siège des toilettes levé, alors vous avez confiance qu'il va le faire. Si elle dépense toujours tout l'argent en vêtements, alors vous avez confiance que c'est ce qu'elle va faire.

Les personnes qui ont des partenaires alcooliques, par exemple, ont tendance à croire que l'alcoolique changera parce qu'ils les aiment tellement. Ils s'attendent à ce que l'alcoolique devienne sobre grâce à la relation ou l'amour qu'ils ont. Mais on ne peut pas avoir confiance qu'un alcoolique va arrêter de boire. Si vous faites cela, vous détruisez votre propre conscience ; vous rendez votre décision de ce que vous voulez plus importante que votre conscience de ce qui est. La confiance, c'est avoir conscience que la personne est alcoolique et sachant cela, qu'elle va boire.

Je connais une femme dont le point de vue sur son mari était : « Il est merveilleux. Il est tout simplement fabuleux. Maintenant, si seulement je pouvais le faire changer ! »

Mais pourquoi voudriez-vous épouser quelqu'un que vous avez le sentiment de devoir le changer ? Aimez-vous acheter des maisons à refaire ? Pourquoi choisissez-vous des gens à refaire ? Ne préférez-vous pas emménager dans une maison qui vous satisfait telle qu'elle est ? Vous n'avez pas à vous contenter d'une bicoque à réparer. Prenez la maison que vous avez et regardez ce qu'elle a de génial et ne vous attendez pas à ce qu'elle change. Les gens s'attendent à ce que leur partenaire se transforme en ce qu'ils veulent au lieu de ce qu'ils vont effectivement changer en eux. Et puis ils se mettent en colère parce qu'ils avaient confiance que la personne allait changer. Ça, ce n'est pas de la confiance.

La confiance, c'est « Cette personne ne sera jamais différente de ce qu'elle est, à moins qu'elle le choisisse. » Ayez confiance que si vous entamez une relation avec un homme qui a trompé sa femme, il vous trompera probablement aussi. Ayez confiance que si elle a trompé son ex-mari pour être avec vous, alors elle le fera encore. Ayez confiance que le léopard est un léopard. Ce n'est pas un petit minou. Et décidez sur cette base si c'est la personne que vous voulez dans votre vie.

Il y a des années quand j'étais en colocation, les gens postulaient pour être mon nouveau colocataire et ils regardaient la maison, qui était toujours très propre, et ils disaient : « Je suis une personne très propre. » Cela a toujours été un mensonge. Les gens vous diront ce qu'ils pensent que vous devez entendre.

Ils disent : « Oh ! Je partage ma nourriture. » Ce qui signifie qu'ils mangeraient ma nourriture et seraient en colère si je mangeais la leur.

J'ai eu un colocataire qui n'a jamais mentionné qu'il était propre, n'a jamais mentionné qu'il était ordonné et n'a jamais mentionné qu'il partageait sa nourriture, et il a été le meilleur colocataire que j'aie jamais eu. Il était facile à vivre. Il contribuait à tout. Vous pouvez avoir confiance que quand quelqu'un dit qu'il est comme ceci ou comme cela, il ne l'est probablement pas. Il suffit de le savoir et de vous honorer en ne réduisant pas votre conscience pour essayer de faire une vérité d'un mensonge.

Le laisser-être

Le laisser-être est le troisième élément permettant de créer une grande intimité. Le laisser-être, c'est l'attitude que tout ce qui se passe est juste un point de vue intéressant. Quand vous êtes dans le laisser-être, alors les pensées, les idées, les croyances, les attitudes et les émotions viennent vers vous, elles vous contournent et vous êtes toujours vous. Vous n'achetez pas l'idée que les choses dont l'autre personne parle doivent vous affecter, c'est juste son point de vue. Vous n'avez pas à résister et à réagir à ce qu'il vous dit ou fait et vous n'avez pas à être d'accord ou vous aligner avec cela. Quand vous êtes dans le laisser-être, vous êtes dans la conscience et vous ne devez rien faire du tout. Il vous suffit de permettre à l'autre d'avoir son point de vue et vous êtes dans le laisser-être de ce qu'il fait et comment il le fait. Vous lui permettez d'être tout ce qu'il est, sans rien attendre de lui.

Lorsque vous êtes dans le laisser-être l'un envers l'autre, vous ne critiquez pas. La critique se fonde sur : « Je veux que tu le fasses à ma façon. » Ce n'est pas le laisser-être. C'est rechercher l'alignement et l'accord, qui conduisent à la résistance et la réaction. Lorsque vous ne vous alignez pas et ne vous accordez pas avec le point de vue de votre partenaire, vous cessez d'essayer de faire de l'autre toute votre vie. Et lorsque vous ne résistez plus et ne réagissez plus, vous ne vous disputez pas. N'essayez pas d'empêcher votre partenaire d'être différent de vous. Ayez votre propre vie. Permettez à votre partenaire d'avoir sa vie.

Mary et Bill étaient un excellent exemple de ceci. J'ai dit que Mary avait consacré sa vie à l'étude de la métaphysique. Bill n'était pas le moins du monde intéressé par ce sujet et il pensait même que ce que Mary faisait était bizarre. Mais son attitude était : « Si c'est ce que tu veux faire, alors vas-y, fais-le. » Il ne l'en a jamais empêchée, même quand elle partait pendant de longues périodes de temps à suivre des cours. Il ne s'est jamais opposé à l'argent qu'elle dépensait à cela. Il ne croyait pas dans les mêmes choses qu'elle, mais il voulait qu'elle ait sa propre vie.

J'ai demandé à Mary : « Combien de temps as-tu étudié la métaphysique en Angleterre ? »

« Trois mois, » répondit-elle.

« Est-ce que Bill et toi vous vous appeliez tout le temps ? »

« Jamais. Nous nous écrivions juste des lettres. »

« Et quand Bill partait en voyage d'affaires est-ce que vous vous appeliez ? »

« Non. Il m'appelait la veille de son retour pour savoir si j'allais le chercher à la gare ou s'il devait prendre un taxi. »

Comment ça ?! Lorsque j'étais marié, ma femme m'appelait trois fois par jour quand je travaillais. Elle voulait s'assurer que j'étais sous son contrôle.

La seule chose que Bill demandait à Mary par rapport à ses études métaphysiques, c'était qu'elle n'en discute pas avec ses clients. Ce n'était pas un gros problème. N'est-ce pas ? Et elle a dit : « Bien sûr. »

N'achetez pas l'idée que les choses dont votre partenaire parle doivent vous affecter. Ce qu'il dit est son point de vue, ce n'est pas qui il est. Qui il est, c'est la personne que vous avez épousée. Soyez juste dans le laisser-être de ce qu'il fait et de comment il le fait. Permettez-lui d'être tout ce qu'il est, sans attentes.

La vulnérabilité

Le quatrième élément permettant de créer une grande intimité, c'est la vulnérabilité. La vulnérabilité, c'est être comme une plaie ouverte. Sans croûte ni pansement par-dessus ; seulement une sensibilité totale, c'est-à-dire que vous recevez toutes les informations. Vous êtes-vous déjà cogné un orteil ? Avez-vous remarqué que tout le monde semble marcher dessus ? Vous en êtes tellement conscient que vous continuez à l'exposer même quand vous essayez de ne pas le faire.

Mary m'a dit, « Tu dois être totalement vulnérable avec l'autre. Sans barrières. Tu dois simplement être là, présent. » Tout est possible. Vous recevez tout ce qu'il a et vos barrières sont toujours baissées.

Si votre partenaire vient à vous avec de la colère, soyez là et laissez la colère passer à travers vous. Vous verrez qu'il ou elle retombera comme un soufflé en quelque trois minutes. Si vous ne montez aucune barrière, les gens n'ont rien sur quoi cogner et ils n'ont rien à forcer pour essayer d'avoir raison.

Si vous souhaitez créer une relation extraordinaire, vous devez remarquer quand vos barrières automatiques sont levées et apprendre à les garder baissées. Forcez-vous à baisser les barrières et tout ce que l'autre dit ou fait n'est ni bien ni mal, ni bon ni mauvais, c'est juste un point de vue intéressant.

À quoi cela que cela ressemble-t-il dans la vie réelle ? Mon ex-femme a grandi avec la colère comme source de pouvoir. Ainsi, chaque fois qu'elle s'énervait de quelque chose, elle commençait à m'envoyer de la colère. Quand elle faisait cela, tous mes boucliers se levaient. Je restais là, avec mes boucliers et elle martelait dessus jusqu'à ce que je le lâche ou que je m'enfuie.

Quand j'ai entendu parler de la vulnérabilité, je me suis dit : « Bon, je dois être vulnérable, quoi qu'il arrive » et j'ai commencé à me forcer à baisser mes barrières. Si vous souhaitez créer une relation extraordinaire, vous devez voir où vous mettez en place des barrières automatiques et vous devez commencer à vous forcer à les baisser. Une personne en colère a besoin de se défouler sur quelqu'un. Elle veut taper sur quelque chose. Si vous lui enlevez ce quelque chose, elle se dira « Eh, ça n'a plus d'importance. » Et cela crée une réalité tout à fait différente. Vous vous forcez à baisser vos barrières et vous laissez l'autre vous balancer tout ce qu'il veut avec l'attitude que c'est juste son point de vue à ce moment-là.

La colère se dissipe alors rapidement. Quand je baissais mes barrières, mon ex retombait comme un soufflé en quelques minutes. Si je gardais mes barrières, elle pouvait continuer pendant des heures. Sachez que si quelqu'un n'en finit pas de vous tomber dessus, c'est parce que vous gardez vos barrières. Baissez-les, repoussez-les et l'autre s'essoufflera. Il ne pourra plus vous envoyer de force si rien ne vient y faire obstacle. Quand il y a opposition, cela retourne vers lui et l'autre sait qu'il a obtenu un résultat. Mais si cela passe tout simplement à travers vous, vous êtes totalement vulnérable.

Tant que l'autre est en colère, il vous envoie de l'énergie avec force et n'est pas vraiment présent. Lorsque vous baissez vos barrières, vous pourrez progressivement avoir un sentiment de connexion et de communication avec la personne. Vous baissez vos barrières et une fois que l'autre s'apaise, vous pouvez vraiment être présent pour lui et communiquer sur ce qui vous occupe. Il ne pourra y avoir aucune communication véritable tant que vous gardez des barrières.

La colère est l'une des situations les plus intenses où vous aurez tendance à activer vos barrières et si vous pouvez rester vulnérable et baisser votre garde face à la colère, alors vous êtes sur la bonne voie. Il y a bien d'autres situations et domaines de notre vie où nous érigeons des barrières, parfois de façon prodigieusement évidente, parfois de manière plus subtile.

Les barrières sont en fait des systèmes de défense que les gens utilisent pour esquiver une véritable communication. Certaines personnes utilisent leur intelligence comme barrière. Elles disent : « Vous n'en savez pas autant que moi. » D'autres personnes utilisent leurs émotions comme barrière. Elles créent d'interminables tirades émotionnelles empreintes de drames et mélodrames en disant : « Tu ne me comprends pas ! » Et certaines personnes utilisent le « pas de sexe » comme barrière. Pas de sexe, c'est, « Stop. Tu n'entres pas ici. Je n'aurai pas de sexe avec toi. Je ne veux rien recevoir de toi. »

Reconnaissez que quand érigez l'une de ces barrières, vous empêchez l'autre d'être présent à vous. Vous êtes dans votre petit monde à vous. C'est un moyen de contrôler tout, parce qu'il n'y a aucune solution face à la barrière que vous érigez. Sa seule raison d'être est de créer une séparation entre vous et l'autre, et en fin de compte, vous n'avez ni communion ni intimité.

Bien que cela vous puisse vous paraître contre-intuitif sur le moment, percevez simplement la barrière et dites-vous : « Je la baisse. Je ne la lève pas. » Vous êtes disposé à lutter contre la limitation derrière laquelle vous vous cachez. Vous êtes prêts à vous battre pour vous-même et votre relation en forçant les barrières à se dissiper.

Il suffit de reconnaître quand les barrières commencent à monter — « Oh. Je monte mes barrières. » — et de repousser ces satanées barrières vers le bas. Soyez assez conscient pour savoir que c'est une barrière et baissez-la. En vérité, si vous êtes totalement vulnérable, personne ne pourra jamais vous blesser.

La gratitude

Le dernier élément permettant de créer une grande intimité est la gratitude. Mary disait : « Tu dois avoir de la gratitude. Ce n'est pas de l'amour qu'il faut avoir, c'est la de gratitude. » La plupart d'entre vous appellent cela l'amour inconditionnel, mais en réalité, si vous avez le point de vue de l'amour inconditionnel, vous avez aussi son autre versant, l'attitude de l'amour conditionnel ; ce qui signifie que vous devrez porter un jugement. Avec l'amour inconditionnel, vous devez juger si oui ou non c'est quelque chose sur lequel vous pouvez être inconditionnel. Vous êtes toujours dans le jugement. Mais avec la gratitude, il est impossible de juger.

Vous êtes reconnaissant pour qui l'autre est. Vous êtes attentionné et affectueux et êtes nourricier pour son corps et il vous rend la pareille. Mais ce n'est pas une question de rendre. Il s'agit du cadeau que vous recevez lorsque vous avez ce point de vue.

Vous êtes reconnaissant de ce corps qui est contre vous parce qu'il est chaud, il est câlin, il est tout doux et il a des parties que vous pouvez tenir. En travaillant avec des couples, j'ai constaté que souvent les hommes et les femmes ne s'intéressent pas vraiment au corps de l'autre sexe. Ils ne sont pas enchantés par ce corps et ils ne le trouvent pas merveilleux. Le corps de leur partenaire est quelque chose qu'ils utilisent pour le sexe plutôt que quelque chose qu'ils trouvent beau et qu'ils veulent caresser et regarder avec tendresse. Si vous pouvez regarder le corps de l'autre et penser, « Oh ! Que c'est beau ! » Alors, le corps commence à réagir et à générer plus d'énergie sexuelle.

Commencez à développer votre gratitude. De quoi êtes-vous reconnaissant chez la personne avec qui vous êtes ? Par cette gratitude pour elle, vous expansez votre réalité et la sienne. Cela vous mènera à la sexualness, qui peut inclure la copulation. Sans gratitude, la copulation ne sera pas aussi fantastique que ce que vous aimeriez.

Du laisser-être, de la confiance, de l'honneur, de la vulnérabilité et de la gratitude pour soi-même

Comme le disait Mary, être intime avec un partenaire commence toujours par être intime avec soi-même. C'est donc avec vous-même que vous devez commencer à développer les cinq éléments permettant une grande intimité. Vous ne pourrez avoir personne d'autre dans votre vie tant que vous n'aurez pas de laisser-être avec et pour vous-même, que vous ne vous ferez pas confiance, que vous ne vous honorerez pas, ne serez pas vulnérable avec vous-même et n'aurez pas de gratitude pour qui vous êtes et tout ce que vous créez dans votre vie. Vous serez toujours à la recherche de quelqu'un pour valider votre état d'être. « Il me rend heureux. » Non, il n'y a qu'une seule personne qui puisse vous rendre heureux. Vous.

Une relation, par définition, c'est la distance ou la séparation entre deux objets. Si je suis en relation avec vous, cela veut dire que je ne suis pas vous. La relation retire la possibilité de l'unité et crée une séparation perpétuelle. Les gens entrent en relation en pensant, « Oh, il est comme ceci et je suis comme cela. » Et puis, ils commencent à divorcer de parties d'eux-mêmes pour être bien dans la relation. « Oh ! Je ne vais pas faire cela sinon l'autre ne m'aimera pas. » Ils commencent à se changer.

Une personne tombe amoureuse de vous. Elle voit pendant dix secondes l'être surprenant que vous êtes vraiment et se dit, « C'est la personne avec qui je veux être. »

Ensuite, vous avez un jugement de vous-même. Vous vous dites, « Oh ! Je ne peux pas lui laisser voir cette partie de moi parce que ce n'est pas bien. » Vous divorcez d'un morceau de qui vous êtes pour qu'on ne vous voie pas.

Et puis, bien vite, l'autre divorce de parties de lui-même. Vous avez divorcé tous les deux de tellement de qui vous étiez au début que vous n'avez plus rien en commun. Très vite, vous êtes deux étrangers qui vivent ensemble.

Mais en réalité, durant ces dix secondes, l'autre vous a vu entièrement ; le bon, le mauvais et le moche, et il a vu tout cela sans jugement. Si vous vous laissiez être tout ce que vous êtes en tout temps et ne divorciez pas de vous-même, vous pourriez avoir une relation vraiment extraordinaire.

Si vous pratiquiez les cinq éléments d'une grande intimité, vous ne divorceriez pas de vous-même. Vous ne vous empêcheriez pas d'être vous dans la relation. De combien de vous-mêmes avez-vous divorcé dans votre dernière relation ? La plupart des gens disent 150.000 pour cent d'eux-mêmes. Presque personne ne dit moins de 90 pour cent. Vous divorcez de 90 pour cent de vous pour créer une relation ? Où êtes-vous dans la relation ? Et avec qui êtes-vous en relation ? Et soit dit en passant, quand avez-vous quitté la relation ?

Je travaillais avec une dame qui gémissait, « Oh ! Mon mari m'a quitté et je suis tellement bouleversée. Ma vie est nulle et rien ne fonctionne. »

J'ai dit : « Vraiment ? Quand as-tu quitté la relation ? Trois mois avant ton mariage ou trois mois après ? »

Elle s'est mise à rire. « Trois mois avant ! Je savais que cela n'allait pas fonctionner. Je savais que cela n'allait pas être une bonne relation. »

« Et combien de temps es-tu restée avec lui ? » Demandai-je.

« Dix ans, » dit-elle.

« Bonne idée ! Et pourquoi n'as-tu pas mis fin à la relation quand tu as su que cela ne fonctionnerait pas ? »

« Parce que, » dit-elle, « les invitations de mariage étaient déjà imprimées et le traiteur était engagé et le lieu était payé. »

« Et tu n'étais pas prête à gaspiller 1000 dollars pour éviter 10 années de douleur et de souffrance pour quelle raison ? Je suis désolé. Je pense que tu es un peu insensée dans ce domaine. »

Je vois les gens faire cela tout le temps. De combien de vous-même divorcez-vous pour créer une relation ? Si vous devez divorcer ne fût-ce que d'une seule partie de vous, barrez-vous ! Si votre partenaire ne peut pas être dans le laisser-être d'exactement qui vous êtes et si vous ne pouvez pas faire ce que vous devez faire et ce qui est bon pour vous, alors, partez, parce que vous ne voulez pas être avec cette personne et vous n'êtes pas avec cette personne. Et elle n'est pas avec vous. Allez voir ailleurs. Il y a des milliards de poissons dans la mer. Ce n'est pas parce que vous en avez attrapé un que vous devez le manger — dans le bon sens et dans le mauvais sens.

Si avoir une relation avec quelqu'un expanse votre existence, alors foncez. Si cela devient une contraction de votre vie, alors vous mourez. Ce n'est pas une bonne affaire. Ce n'est pas ce qu'est la communion. Une vraie communion permet aux deux personnes de s'expanser. Vous n'avez jamais à renoncer à une partie de vous pour l'autre parce qu'il aura une totale gratitude pour vous, pour exactement qui vous êtes et ne il ne vous demanderait jamais de changer pour être avec lui ou elle.

Avec les cinq éléments permettant de créer l'intimité, vous pouvez éliminer la relation, la séparation entre vous et créer une communion, c'est-à-dire est un état constant d'expansion.

POUR LES HOMMES : VOUS VOULEZ SÉDUIRE UNE FEMME ?

Vous voulez séduire une femme ? Eh bien, invitez-la chez vous. Cuisinez-lui un superbe dîner. Ayez des chandelles, de la porcelaine et du beau cristal. Mettez de la musique agréable et posez-lui des questions sur elle toute la nuit et ne lui dites jamais rien sur vous. À la fin de la soirée, dites : « Veux-tu que je te ramène chez toi ou bien souhaites-tu passer la nuit avec moi ? »

Elle dira : « Tu sais, tu es l'homme le plus intéressant que j'aie jamais rencontré. J'adorerais passer la nuit avec toi. »

Vous voulez intéresser une femme ? Écoutez. Posez-lui beaucoup de questions sur sa journée, ce qu'elle a fait et comment elle se sent. Demandez-lui ce qui serait lui agréable, ce qu'elle aimerait.

Et pendant tout ce temps, tirez d'énormes quantités d'énergie à travers elle parce qu'elle veut se sentir attirée par vous. Lorsque vous commencez à tirer d'énormes quantités d'énergie à travers tous les pores de votre corps et de votre être, elle vous regardera et pensera : « Cet homme est tellement séduisant. »

Et en plus, vous écoutez. Vous venez de la séduire complètement. Si vous écoutez sans jugement, vous coucherez à chaque fois. Je vous le garantis. Mais vous devez tirer d'énormes quantités d'énergie ; c'est comme ça que ça fonctionne !

Habituellement, ce qui arrive quand vous commencez à être excité, c'est que vous envoyez un flux d'énergie vers les femmes. Cela ne fonctionne pas parce qu'elles se disent, « Beurk. C'est dégoûtant. »

Mais si vous tirez de l'énergie à travers elles, elles se disent, « Oh. Il est si merveilleux. Il est si attirant. Je ne peux pas m'empêcher de vouloir le toucher. »

Avez-vous déjà eu un de ces jours où vous vous sentez vraiment bien, vous vous pavanez, vous marchez la tête haute et vous avez une tenue superbe et tout le monde vous regarde ? Les gens s'arrêtent dans la rue et vous sourient ? Ce n'est pas que vous portez de beaux vêtements ou que vous vous sentez bien ce jour-là. Non, c'est que vous êtes en fait en train de tirer de l'énergie. Vous êtes en train de tirer l'énergie de tous les confins de l'univers et vous lui permettez de venir à vous. Vous êtes totalement disposé à recevoir à ce moment et tout le monde veut entrer dans votre espace.

Voulez-vous voir Madonna à son plus sexy ? Regardez-la dans Dick Tracy, où elle ne bouge pas un muscle. La chose qui marche totalement pour Madonna, c'est qu'elle tire de l'énergie. Elle peut décoller le chrome d'une Buick 58 à 500 mètres par l'énergie qu'elle tire. Elle vous aspire. C'est la différence entre quelqu'un qui a une bonne estime de soi et qui tire l'énergie et quelqu'un qui ne le fait pas.

Il faut simplement de la pratique, mais il faut être suffisamment conscient pour savoir que c'est ce qu'il faut pour obtenir ce que vous recherchez. Vous devez être attirant et la seule façon dont les gens vous considéreront comme attirant, c'est si vous tirez de l'énergie à travers eux. Vous demandez simplement à l'énergie de tirer. Pratiquez cela en allant chez Starbucks et en tirant l'énergie de tout le monde dans le café jusqu'à ce que tous se retournent et vous regardent. Un avertissement toutefois… Vous devez être disposé à être vu comme vous-même.

Pouvez-vous avoir des relations sexuelles si vous n'êtes pas disposé à recevoir ? Non. Vous ne pouvez avoir de relations sexuelles que lorsque vous êtes prêt à recevoir. Lorsque vous poussez l'énergie vers quelqu'un, cela les repousse. C'est pourquoi toutes les femmes qui ne vous intéressent pas viennent vers vous. Le moyen le plus facile au monde d'intéresser quelqu'un qui ne s'intéresse pas à vous est de tirer l'énergie comme un fou et de sembler ne pas être intéressé.

C'est ce que font les femmes avec les hommes. C'est pourquoi les hommes deviennent gagas de femmes. La femme qu'ils trouvent attirante est celle qui tire l'énergie à travers eux.

Ce que les hommes ont tendance à faire, c'est de forcer l'énergie vers la femme en pensant, « Elle tire l'énergie, alors elle doit vouloir que je force l'énergie vers elle. » Quand vous faites cela, toutes les femmes du monde diront, « Beurk ! Je déteste ce gars. » Lorsque vous envoyez des quantités massives d'énergie, c'est le résultat que vous créez. Quand vous faites cela, le sexe que vous obtenez n'est pas recevoir ou offrir, c'est la force et la violence qu'est la pornographie et la plupart des femmes n'aiment pas la pornographie.

Si vous savez que les femmes qui vous attirent tirent l'énergie, alors vous avez un point de référence pour ce ressenti et vous pouvez le faire aussi.

OÙ EST L'ÉNERGIE ? TROUVEZ-LA AVANT DE FAIRE L'AMOUR

La sexualness vient de l'être que vous êtes. Il ne s'agit pas du corps ; il s'agit de qui vous êtes et de ce que vous avez en vous. La copulation, par contre, vient du corps. Si vous voulez goûter à une formidable copulation, vous devez émoustiller son corps pour mettre les choses en route. Il faut que vous trouviez l'énergie avant de faire l'amour. Où est-elle ? Qu'est-ce qui crée l'énergie sexuelle ?

L'un des endroits les plus sensibles du corps de toute personne, ce sont les pieds. Si vous souhaitez démarrer le sexe, une excellente façon de commencer est de lui masser les pieds, ce qui la détendra et la mettra en communication avec son corps. Commencez entre le gros orteil et les deuxième et troisième orteils et massez assidûment, mais délicatement sur le dessus et le dessous du pied en même temps. Puis, allez progressivement aux points de pression derrière les talons et cela commencera à exciter son corps.

Ensuite, demandez-lui de s'allonger sur le ventre et commencez par le dessous de ses pieds. Touchez-la seulement avec le dos du bout de vos doigts, les laisser parcourir ses jambes, puis jusqu'à son corps et caressez-la si légèrement que vous ne la touchez presque pas. Commencez à souffler entre ses jambes et vers le haut de ses fesses en parcourant son corps et massant légèrement sa tête.

Ne le faites pas du point de vue « Bon. Je vais baiser. » Parce que ça tue l'énergie. Faites-le à partir du point de vue, « Qu'est-ce que son corps veut ? » Massez où son corps vous le demande. Lorsque vous touchez des endroits différents, demandez au corps, « Où veux-tu être touché et quel genre de toucher souhaites-tu avoir ? » Vous offrez au corps. La plupart des gens sortent de leur corps lors des rapports sexuels. Ils quittent tout bonnement leur corps et s'en vont, mais si vous faites ce toucher très léger et très doux sur une femme, alors vous l'invitez à rester présente dans son corps plutôt que d'en sortir. Vous exciterez son corps en lui demandant où il veut être touché et comment il veut qu'on lui offre. Le résultat final sera bien plus dynamique que tout ce que vous avez connu auparavant.

Pendant que vous la caressez, sentez les différentes parties de son corps parce que les chevilles, les mollets, les cuisses et l'entrejambe ont tous une odeur différente. L'arrière des fesses a son propre parfum. Chaque endroit a un parfum différent. Ce n'est pas le parfum qu'elle met, c'est le parfum de son corps ; ce qu'on appelle les phéromones. En faisant cela, vous êtes sensuel et l'autre commencera à vous émoustiller aussi.

Si vous utilisez toutes les sensations du corps comme une façon de vous allumer, alors vous allez l'allumer elle aussi. Et au fur et à mesure que votre corps commence à se raidir, comme il commence à s'exciter, l'énergie sexuelle de votre corps va émoustiller encore plus son corps. Cela commence à préparer le processus.

Demandez-lui de se retourner sur le dos et demandez au corps où il veut être touché et faites le même toucher léger. Ignorez l'entrejambe jusqu'à la dernière minute possible. Je sais que c'est dur, mais vous devez l'ignorer. Plus vous l'ignorez plus elle va être chaude, et plus elle va être prête à faire tout ce que vous voulez.

Les aisselles sont des zones de séduction. Le lobe des oreilles, l'intérieur des oreilles, derrière les oreilles et le cou, il suffit de les toucher. Ne faites pas les baisers et la routine des séances de baisers parce que c'est ce à quoi elle s'attend que vous fassiez et alors, elle sait qu'elle a le contrôle. Lorsque vous faites ce que je vous suggère, son corps perd le contrôle et commence à exiger d'elle qu'elle passe au sexe.

Quand elle arrive au point où elle peut à peine le supporter et elle veut que vous la caressiez, alors allez doucement sur son entrejambe, touchez juste légèrement les poils. Ne pénétrez pas et ne fouillez pas, caressez-la juste légèrement et quand elle commence à gémir et à se trémousser un peu alors vous pouvez commencer à masser légèrement cette zone.

Ne vous pressez pas. Le but est d'arriver au point où votre énergie sexuelle est tellement élevée que son corps devient excité sexuellement aussi. Cela devient une communion et une cohésion des deux corps en totale collaboration. C'est cela que vous cherchez. Les corps collaborent et commencent à se faciliter mutuellement dans une expérience orgasmique. Il ne s'agit pas de force. Il s'agit de l'intensité et de la légèreté infinies de l'énergie. Vous devez rechercher plus d'intensité et moins de force. Moins vous utilisez de force, plus vous rendez les choses intenses et expansives.

Il faut que vous soyez capable de reconnaître quand votre partenaire commence à s'en aller. Vous pouvez lui demander doucement : « OK. Où vas-tu là ? » Vous voulez la garder présente parce que si elle est présente elle appréciera le sexe et aura plaisir à être avec vous. En fin de compte, vous arriverez au point où vous pourrez avoir des rapports sexuels avec une femme et ressentir tout ce que son corps ressent et tout ce que votre corps ressent. Vous ressentirez tout ce que votre corps fait pour son corps et tout ce que son corps fait pour votre corps. C'est une communion totale, une conscience totale de ces deux corps qui partagent la connexion et la communion, l'intensité de l'infinitude.

Vous savez que le clitoris est la partie la plus sensible du corps d'une femme. Alors, transformez votre langue en aile de papillon et utilisez là sur son clitoris jusqu'à ce qu'il commence à tendre vers vous. Sucez un petit peu et utilisez plus la langue et mettez un doigt dans son vagin. Demandez à son corps de vous montrer où est un point le plus sensible et massez-le délicatement. À peu près juste au moment où elle s'apprête à franchir le point de non-retour, quand elle devient vraiment intense, arrêtez et commencez à lécher très lentement de haut en bas et faites-le si lentement qu'elle se met à vibrer. Faites cela tout en massant son vagin avec votre doigt et vous devriez pouvoir l'amener au point où elle aura de sept à quinze orgasmes en l'espace d'une heure et demie.

Quand elle n'en peut plus et exige que vous la pénétriez, ne le faites pas, même alors. Retenez-vous jusqu'à ce que ce soit si intense qu'elle ne peut pas le supporter. Ce sera du sexe comme vous n'en avez jamais eu auparavant. Prenez les poils pubiens et tirez-les juste un peu. Si vous pouvez toucher les mamelons et les pinçotter légèrement pour qu'ils deviennent durs, cela inclura l'ensemble du corps dans le processus et pas uniquement les organes génitaux.

Vous faites tout cela tout en suivant l'énergie. Vous devez suivre l'énergie parce que vous voulez inviter son corps à l'orgasme. Vous ne le forcez pas. La plupart des gens essaient de forcer l'orgasme en devenant plus intenses avec plus d'action et de friction. Il faut que vous ayez plus d'énergie et moins de pression. Moins de pression et plus d'invitation.

Une fois que vous avez eu un peu de sexe, rendez votre pénis très raide, gardez-le en elle et bougez à peine. Augmentez l'intensité de l'énergie à presque aucun mouvement, au point où elle commence à jouir violemment contre vous avec votre pénis à l'intérieur d'elle.

Alors si vous y êtes disposé et elle aussi, vous pouvez le sortir et faire du sexe anal. Tous vos jugements sur le sexe anal, pouvons-nous les détruire et les décréer, s'il vous plaît ?

Quand vous avez des rapports sexuels, si vous êtes prêts à rendre les sentiments que vous éprouvez infinis et à emmener la personne avec qui vous avez du sexe dans cette infinitude, l'intensité devient tout à fait extraordinaire.

Votre peau est le plus grand organe de votre corps

Nos corps sont réellement d'incroyables organes sensuels. Ils aiment les sensations et ils adorent être touchés. Utilisez votre corps tout entier pour le sexe, pas seulement votre pénis. Votre peau est le plus grand organe de votre corps. Ressentez toutes ses sensations et commencez à développer votre capacité à être totalement sensoriel dans chaque centimètre carré de votre peau.

Lorsque vous vous masturbez, touchez-vous votre corps entier ou seulement votre pénis ? Commencez à utiliser tout votre corps lorsque vous vous masturbez et faites de la masturbation quelque chose d'intense, pas par la vitesse, mais par sa lenteur. Cela commencera à développer dans votre corps la sensation d'être caressé et à inviter à l'orgasme plutôt que d'y être contraint. Vous développerez la capacité à avoir la lenteur et l'intensité de cette énergie orgasmique à votre disposition.

Si vous avez des poils sur votre corps, les utilisez-vous comme une chose caressante ? Bougez-vous votre corps comme un serpent sur le corps de votre partenaire ou avez-vous tendance à aller « boum-boum-boum merci madame » ? Plus vous parvenez à bouger avec son corps, plus vous sentirez les différentes parties de son corps et son corps entier, alors, il se produira pour vous la même chose que ce qui se produit pour elle.

Demandez à son corps ce qu'il voudrait et en lui offrant cela, son corps essaiera de vous rendre la pareille, car il sera reconnaissant à votre corps. Les corps aiment les autres corps et ils prennent soin les uns des autres si vous le leur permettez.

POUR LES FEMMES : VOUS AVEZ LE CONTRÔLE TOTAL

L'une des choses que je voudrais que vous reconnaissiez, c'est que les femmes ont le contrôle total sur tout ce qui se passe avec le sexe. Si vous ne savez pas cela et ne l'avez pas revendiqué et ne vous l'êtes pas approprié, vous feriez bien de commencer à y regarder de plus près, parce que les hommes viennent quand vous le demandez.

Ils peuvent baver autant qu'ils veulent, mais si vous ne les choisissez pas, ils ne vous auront pas. Avez-vous déjà remarqué cela ? Arrêtez de faire semblant d'être faible, pâle et que vous n'obtenez pas ce que vous voulez, parce que vous obtenez toujours ce que vous voulez si vous vous y mettez.

Il pourrait essayer de venir vous chercher, mais c'est toujours votre choix si vous le prenez ou non. Un homme choisira toujours le sexe. Une femme fait le choix d'avoir des rapports sexuels ou non.

AIMERIEZ-VOUS LUI DONNER UN ORGASME INTÉGRAL?

Demandez-lui de s'allonger sur le ventre sur le lit et commencez par lui masser les pieds. L'idée est de créer une connexion entre son corps et lui parce que la plupart des gens ne sont pas présents lors des rapports sexuels. Vous voulez le rendre tellement présent qu'il va commencer à crier après l'orgasme.

Dites-lui qu'il ne doit pas bouger et qu'il ne doit pas vous toucher. Son travail consiste à seulement recevoir et vous souhaitez lui offrir quelque chose qu'il n'a jamais eu auparavant. Commencez par lui masser les pieds, surtout entre le gros orteil et le deuxième orteil et vers la voûte plantaire. Cela commencera à le tirer dans son corps et le connecter. Cela commencera également à ouvrir les canaux qui permettent à l'énergie de remonter dans tout le corps.

Ensuite, pendant qu'il est encore couché sur le ventre, prenez vos ongles et commencez à caresser son corps aussi légèrement et doucement que vous le pouvez, de sorte que les poils de son corps se dressent et tendent vers votre main.

Ce faisant, sentez ses chevilles et sentez l'arrière de ses genoux, car il y a des odeurs différentes dans chacune de ces zones. Chacun de ces parfums est une phéromone qui est conçue pour exciter votre corps. Ainsi, vous commencerez à exciter votre corps, ainsi que le sien et vous deviendrez tous deux de plus en plus présents. Montez vos mains et massez doucement ses fesses. Si vous en avez envie, léchez la fente de ses fesses. Continuez jusqu'au bas de son dos et embrassez-le doucement. Montez, très délicatement, vers ses épaules et le long de ses bras. Chatouillez légèrement la paume de ses mains. Ensuite, faites courir vos mains jusqu'à son cou et dans ses cheveux pour le relier à l'ensemble de son corps.

Demandez-lui s'il aimerait se retourner. S'il le fait et qu'il a une érection, dites-lui : « Bien. Ne bouge pas. Ne fais rien maintenant. Ne touche pas. Tu ne peux pas toucher. Tu dois juste recevoir. »

Commencez à ses pieds une fois de plus et caressez légèrement ses pieds, ses mollets et ses cuisses. Déplacez doucement vos doigts sur son pénis et ses testicules en le caressant si légèrement que vous le touchez à peine. Continuez à monter le long de son corps en caressant légèrement tout le devant de son corps, son visage, ses oreilles et le haut de sa tête.

Ensuite, avec ce même toucher léger, allez lentement du haut de sa tête à son pénis. S'il n'est pas en érection d'ici là, même s'il est au repos, mettez son pénis dans votre bouche et très doucement massez-le comme si c'était la chose la plus délicate et merveilleuse que vous ayez jamais connue dans votre vie.

Quand il commence à se raidir, rendez votre toucher de plus en plus léger. Mettez votre bouche au-dessus de son pénis et parcourez le pénis avec votre langue très légèrement et doucement. Continuez à le masser vers le haut et vers le bas comme un serpent qui parcourrait la tête du pénis. Ensuite, placez vos lèvres autour de la base du pénis aussi loin que vous pouvez aller. Commencez à tirer et sucer un peu et utilisez l'intérieur de vos dents supérieures, tout léger, léger, sur la face inférieure de son pénis pour créer un peu de friction ou bien, si c'est plus facile, avec l'intérieur du votre bouche ou vos gencives, faites-le comme ainsi. Demandez à son corps ce qu'il veut.

Si vous en avez envie, vous pouvez prendre son scrotum et l'aspirer dans votre bouche ou vous pouvez sucer ses testicules. Laissez son corps vous dire quoi faire. L'idée ici est d'offrir et de recevoir. Vous lui offrez et, ce faisant, vous recevez simultanément.

Avant de commencer, assurez-vous que vous avez à portée de main un bon lubrifiant anal ; quelque chose de très lubrifiant. Mettez-en un peu sur votre majeur ou deux doigts (le majeur et l'index). La plupart des hommes n'ont pas eu le plaisir qu'on joue avec leur anus, alors ils sont un peu tendus et ils ne pourront pas supporter deux doigts d'emblée. Mettez beaucoup de lubrifiant sur votre majeur et commencez à masser autour de son anus. Introduisez votre doigt à l'intérieur et commencez à masser. La prostate se trouve vers le haut du corps. Commencez à masser cette zone. Ce n'est pas tant le va-et-vient qui produit l'effet que de masser cette zone. Si vous le pouvez, introduisez deux doigts et massez d'avant en arrière comme si vous essayiez de chatouiller quelque chose et continuez à lui tailler une pipe. Souvent quand les hommes n'ont jamais eu de stimulation anale, ils perdront leur érection, mais peu importe, continuez à sucer son pénis dans votre bouche aussi délicatement que possible. Tirez l'énergie pendant tout ce temps.

L'idée est qu'il soit totalement présent. Si vous sentez qu'il n'est pas présent, alors posez votre main sur sa poitrine et poussez de l'énergie là et il va commencer à tirer l'énergie dans son corps, ce qui lui permettra d'être vraiment là. Continuez le plus légèrement possible. Plus vous la stimulez, plus la prostate va se raffermir et juste avant l'éjaculation les deux testicules vont devenir durs comme de la pierre. Quand il arrive à ce point continuez à masser et ralentissez la pipe jusqu'à ce que finalement, il explose.

Lorsque l'explosion arrive, commencez à faire vibrer vos doigts contre la prostate. Posez votre main sur sa poitrine et faites monter l'énergie vibrante dans tout son corps. Les premières fois que vous le faites environ soixante-dix pour cent des hommes auront un orgasme intégral. Il va commencer à vibrer et sortir de sa tête et il ne vous lâchera plus.

Le plus important, c'est de procéder avec lenteur et délicatesse. Il n'y a pas de friction. La plupart des hommes se masturbent en se servant de la friction et de la vitesse. Ce n'est pas ce que vous devez faire. Vous souhaitez inviter son corps à l'orgasme. Utilisez moins de pression pour créer une plus grande intensité d'énergie. Il s'agit de l'énergie que vous créez, pas de la quantité de pression que vous utilisez.

Une fois que vous lui avez offert un orgasme intégral, il sera à vous pour toujours. Assurez-vous que vous voulez qu'il soit à vous avant de le faire.

LA PLUPART DES HOMMES NE PEUVENT PAS RECEVOIR

Pour la plupart des hommes, le sexe n'a jamais été une question de recevoir, cela a toujours été une question de donner ou de faire. Il est impératif lorsque vous lui donnez un orgasme intégral de réaliser que vous offrez à cet homme quelque chose qu'il n'a jamais reçu auparavant. En fait, il n'a probablement jamais été reçu sexuellement de toute sa vie. L'idée est de créer une communion avec lui et son corps et lui offrir en lui permettant de recevoir.

La plupart des femmes n'ont jamais appris à offrir. Pour elles, le sexe, c'est comment elles doivent recevoir et le point de vue est que les femmes sont le côté récepteur et les hommes sont la fiche. Je suis désolé, mais vous n'êtes pas des prises de courant mâles et femelles, alors dépassez ce point de vue.

Vous devez vous rendre à l'idée d'offrir et recevoir et à la simultanéité d'offrir et recevoir. Vraiment, il peut en être ainsi si vous êtes disposé à être totalement présent et l'autre également.

Il est important que les femmes sachent que les hommes ne reçoivent jamais et qu'ils ne savent pas comment faire. On ne le leur a jamais appris. En général, le point de vue d'un homme est, « Je suis prêt à te prendre. » ce qui n'est pas recevoir. Si l'on y réfléchit bien, l'une des raisons pour lesquelles beaucoup d'hommes ne connaissent la sexualness que comme la force, la friction et la violence, c'est parce qu'ils regardent des films pornos. C'est le seul endroit où ils voient des hommes ayant des rapports sexuels et il n'y a absolument aucun recevoir ni offrir dans les films pornos.

Les hommes n'ont pas appris à être sensuels. On attend d'une femme qu'elle soit sensuelle, mais la plupart du temps, elle ne sait pas comment faire non plus. En vérité, les femmes n'ont pas de meilleure idée que les hommes de comment recevoir. Elles pensent simplement qu'elles le font. De toutes les femmes que Dain et moi avons connues il y en a eu très peu qui pouvaient vraiment recevoir sexuellement. Cela nous attriste beaucoup que tant de gens ne sachent pas comment prendre plaisir à leur corps et en expérimenter la grandeur et les possibilités qui peuvent se produire quand ils parviennent à être véritablement présents ; et qu'ils ne divorcent pas d'eux-mêmes pour avoir des relations sexuelles.

Et comment ce serait si vous pouviez avoir des copulations formidables, une communion incroyable et des possibilités infinies dans une relation totalement expansive et joyeuse ? Et comment ce serait d'avoir une relation qui navigue à travers les soucis de la vie plutôt que de s'y embourber ? D'avoir une relation qui expanse votre vie, au lieu de la tuer ou de la contracter ? Et comment ce serait de créer votre vie plutôt que d'y être en existence ou de la vivre par obligation ? C'est ce que nous vous souhaitons. La conscience en est le point de départ.

Et rappelez-vous, la pratique rend parfait !

NOTE AUX LECTEURS

Access est un programme de transformation de l'énergie qui relie une sagesse chevronnée, des connaissances anciennes et des énergies canalisées avec des outils de motivation très contemporains. Son objectif est de vous libérer en vous donnant accès à votre être le plus vrai, le plus élevé.

Les informations, outils et techniques présentés dans ce livre sont juste un avant-goût de ce qu'Access a à offrir. Il y a tout un univers de processus et de classes Access.

S'il y a des endroits où vous ne pouvez pas faire fonctionner les choses dans votre vie comme vous savez qu'elles le devraient, vous pourriez être intéressés par assister à une classe ou un atelier d'Access ou de trouver un facilitateur Access, qui peut travailler avec vous pour vous donner plus de clarté sur les problèmes que vous ne pouvez pas surmonter. Les processus d'Access sont pratiqués avec un facilitateur qualifié, et sont basés sur votre énergie et celle de la personne avec qui vous travaillez.

www.accessconsciousness.com

GARY DOUGLAS

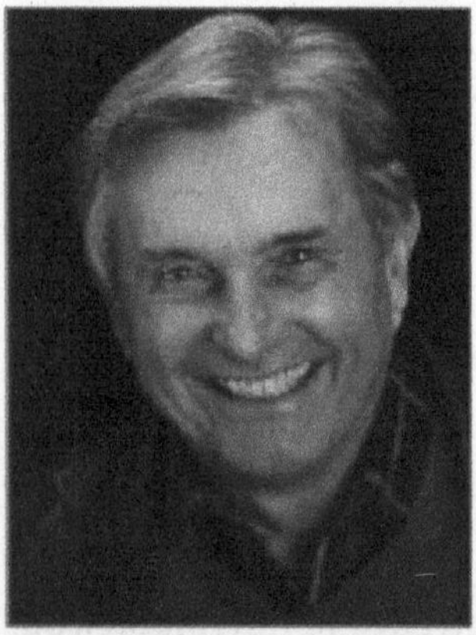

Je m'appelle Gary Douglas, le fondateur d'Access Consciousness, un système de transformation de l'énergie qui offre aux gens des outils qu'ils peuvent utiliser pour se débarrasser de leurs limitations et incapacités et créer de nouvelles possibilités étonnantes et merveilleuses pour eux-mêmes.

J'ai commencé à explorer la conscience et l'énergie ainsi que d'autres aspects de ce monde bizarre, insensé et délirant en 1990, après m'être rendu compte que je n'étais pas satisfait de ma vie. J'avais eu les voitures, j'avais eu les maisons, j'avais eu du succès, et j'avais atteint un point où tout cela n'avait plus de sens pour moi. J'avais tout ce qui était considéré comme ayant de la valeur dans cette réalité, — et ce n'était pas encore assez.

La vie, telle que je la vivais, c'était beaucoup de dur labeur, beaucoup d'efforts, beaucoup de traumatismes, de drames, de colères et d'intrigues — et peu de joie. Je savais que la vie devait être plus que cela, sinon à quoi bon être en vie ? Il devait y avoir plus que ce que cette réalité offrait parce qu'il n'y avait là rien de magique, de joyeux ou d'expansif.

J'ai commencé à chercher des réponses et cela m'a mené sur des voies très intéressantes. J'ai commencé par penser que je voulais savoir comment trouver la magie dans ma vie. Je ne réalisais pas alors que la magie est partout autour de nous ; que c'est quelque chose que nous créons. Même si des choses étonnantes s'étaient présentées dans ma vie en un claquement de doigts aussitôt que je les demandais, je ne voyais pas la magie que j'avais créée.

Depuis lors, j'ai appris à penser différemment à propos de l'univers, de la conscience et de l'unité que nous sommes tous, et de la magie qui en fait intrinsèquement partie. Ce faisant, j'ai pu apporter des changements énormes dans ma vie et aider les autres à apporter des changements dans la leur aussi.

Quand j'étais gamin, les gens me demandaient : « Que veux-tu faire quand tu seras grand ? »

Je disais : « Je veux être heureux. »

Ils disaient : « Non, non, non, mon fils. Que veux-tu faire quand tu seras grand ? »

Je disais : « Heureux. »

Ils disaient, « Non, non. Veux-tu être médecin ou avocat ou chef indien ? »

Je disais : « Oui, tant que je suis heureux. »

Dans ces pages, mon ami et co-auteur, Dain Heer, et moi partageons des processus et des outils pour que vous ayez à portée de main la magie du bonheur — et tout ce que vous souhaitez créer. Ce livre se fonde sur notre séminaire Access sur la Magie, que nous avons animé dans toute une série de villes à travers les États-Unis, au Costa Rica, en Nouvelle-Zélande et en Australie. Maintenant, avec une compréhension de la véritable magie de la vie, le bonheur est réel.

DR DAIN HEER

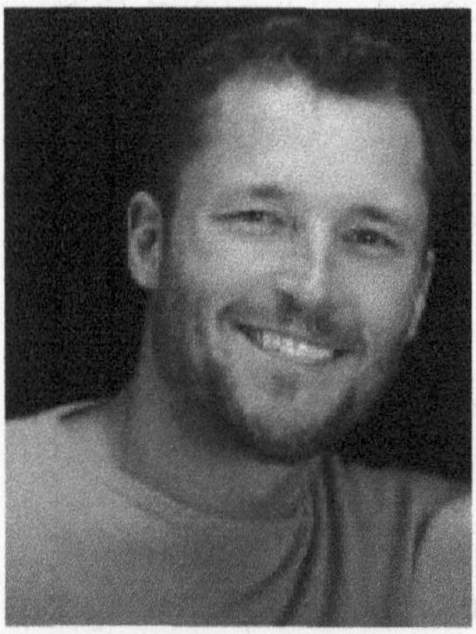

Je m'appelle Dain Heer. Avant de découvrir Access, on aurait pu croire, de l'extérieur, que j'avais réussi, mais à l'intérieur, j'étais très malheureux et insatisfait de ma vie. Je vivais avec ma petite amie et je travaillais comme chiropraticien dans une petite communauté balnéaire près de Santa Barbara. Il y avait des gens qui auraient regardé ma vie et auraient dit qu'elle était parfaite, et pourtant j'étais tellement intensément malheureux que chaque matin, une fois ma petite amie partie travailler, je pleurais dans mon lit. Je n'avais pas la moindre idée de comment faire fonctionner ma vie ou comment créer et réaliser tous les rêves que j'avais depuis si longtemps.

J'avais essayé probablement vingt à trente processus et systèmes différents pour améliorer ma vie, et il y en avait certainement un qui aurait dû pouvoir la faire fonctionner, mais je continuais à me cogner la tête sur les murs. Je commençais à désespérer. Je savais qu'il devait y avoir une réponse, mais je n'avais aucune idée d'où la trouver, et au bout du compte, le suicide semblait être la meilleure option disponible. Un jour, en désespoir de cause, j'ai dit, « Alors, Univers, tu as six mois, ou je me tue. » J'étais fatigué de lutter.

Une semaine plus tard, j'ai vu une petite annonce dans un journal hebdomadaire qui disait : « Access. Tout de la vie me vient avec aisance, joie et gloire. Appelez Shannon. »

Je me suis dit, « Aisance, joie et gloire ? Pollyanna a dû mettre une p* de petite annonce dans le journal. Va te faire f*… ! » et j'ai jeté le journal.

Une semaine plus tard, j'ai vu la même annonce. « Access. Tout de la vie me vient avec aisance, joie et gloire. Appelez Shannon. »

Cette fois, je n'ai pas jeté le journal ; j'ai appelé Shannon et je lui ai demandé, « Que faites-vous ? »

Elle a dit, « Oh, je fais cette chose appelée Access. Je mets mes mains sur votre tête. Il s'agit d'un processus appelé les Bars. Cela dure entre une heure et une heure et demie. Au pire, vous vous sentirez comme si vous aviez eu un bon massage, et au mieux, toute votre vie changera. »

Dans le fond de ma tête, je me disais, « Ma vie a intérêt à changer complètement, sinon je me tue, p* ! »

J'étais sceptique, mais j'ai décidé d'essayer. Shannon est venue dans mon cabinet et a commencé les Bars. Dès l'instant où elle a posé ses mains sur ma tête, j'ai commencé à rire comme un gamin, et j'ai continué à rire comme cela pendant toute la durée de la séance, soit une heure et quinze minutes. Après la séance, j'ai eu, pour la première fois en deux ans et demi, un sentiment de paix. Je me suis levé de la table de massage, et je me souviens que pour la première fois de ma vie, je savais vraiment que tout irait bien — que tout avait toujours bien été, et que tout irait toujours bien.

Cette séance m'a sauvé la vie. J'ai commencé à travailler avec Shannon une fois par semaine, et chaque fois que nous travaillions ensemble, ma vie changeait, et je le voyais. J'ai commencé à me réveiller le matin avec une sensation de joie et de possibilités au lieu de, « Purée, quand est-ce que je me tire de cette planète. »

Access a été un cadeau extraordinaire pour moi, et grâce à ces processus et outils, la magie est apparue dans ma vie. Maintenant je demande les choses, et elles se présentent — mais la vraie magie réside dans la capacité à avoir la joie qui est possible, la joie qui peut être créée, la joie que peut être la vie.

Bien sûr, la magie se trouve dans le plaisir de voir les choses que vous désirez voir se présenter dans votre vie, mais dans une perspective bien plus large, la magie, c'est la conscience qui est vécue, non pas comme un bonus dans votre vie ou quelque chose qui remplace votre vie, mais comme la conscience qui est votre vie. Il ne s'agit pas de méditer dans une grotte, retiré du monde, pour avoir la conscience. Vous devriez fonctionner à partir de la conscience à chaque instant où vous êtes en vie. Lorsque vous le faites, votre vie devient vraiment magique et il n'y a rien que vous ne puissiez créer. C'est la beauté de la chose.

Dans ce livre, nous partageons beaucoup de ce que nous avons appris sur la magie : des outils, des processus et des possibilités que vous pouvez utiliser pour fonctionner en tant que conscience à chaque instant intense, vivant, éveillé, à chaque souffle que vous passez sur cette planète.

Milton Keynes UK
Ingram Content Group UK Ltd.
UKHW040941130923
428589UK00001B/13

9 781634 933834